Daniel Illy

Ratgeber Zwangserkrankungen

Daniel Illy

Ratgeber Zwangserkrankungen

Hilfe für den Alltag

1. Auflage

Mit Illustrationen von Elisabeth Deim

ELSEVIER

ELSEVIER
Hackerbrücke 6, 80335 München, Deutschland

ISBN Print 978-3-437-22971-8
ISBN e-Book 978-3-437-17383-7

1. Auflage 2017

Wichtiger Hinweis für den Benutzer
Die Erkenntnisse in der Medizin unterliegen laufendem Wandel durch Forschung und klinische Erfahrungen. Herausgeber und Autoren dieses Werkes haben große Sorgfalt darauf verwendet, dass die in diesem Werk gemachten therapeutischen Angaben (insbesondere hinsichtlich Indikation, Dosierung und unerwünschter Wirkungen) dem derzeitigen Wissensstand entsprechen. Das entbindet den Nutzer dieses Werkes aber nicht von der Verpflichtung, anhand weiterer schriftlicher Informationsquellen zu überprüfen, ob die dort gemachten Angaben von denen in diesem Werk abweichen und seine Verordnung in eigener Verantwortung zu treffen.
Für die Vollständigkeit und Auswahl der aufgeführten Medikamente übernimmt der Verlag keine Gewähr.
Geschützte Warennamen (Warenzeichen) werden in der Regel besonders kenntlich gemacht (®). Aus dem Fehlen eines solchen Hinweises kann jedoch nicht automatisch geschlossen werden, dass es sich um einen freien Warennamen handelt.

Bibliografische Information der Deutschen Nationalbibliothek
Die Deutsche Nationalbibliothek verzeichnet diese Publikation in der Deutschen Nationalbibliografie; detaillierte bibliografische Daten sind im Internet über http://www.d-nb.de/ abrufbar.

17 18 19 20 21 5 4 3 2 1

Um den Textfluss nicht zu stören, wurde bei Patienten und Berufsbezeichnungen die grammatikalisch maskuline Form gewählt. Selbstverständlich sind in diesen Fällen immer Frauen und Männer gemeint.

Planung und Lektorat: Ursula Jahn
Redaktion: Michaela Mohr, Michael Kraft, mimo-booxx|textwerk. – Büro für Verlagsdienstleistungen, Augsburg
Bildredaktion: Julia Spängle, München
Lektorat und Herstellung: Cornelia von Saint Paul
Satz: abavo GmbH, Buchloe/Deutschland; TnQ, Chennai/Indien
Druck und Bindung: Drukarnia Dimograf, Bielsko-Biala/Polen
Fotos/Zeichnungen: Elisabeth Deim, Dresden und Stefan Dangl, München
Umschlaggestaltung: SpieszDesign, Neu-Ulm
Titelfotografie: Colourbox

Aktuelle Informationen finden Sie im Internet unter **www.elsevier.de** und **www.elsevier.com**

Vorwort

Dieser Ratgeber zum Thema Zwangserkrankungen erscheint im zeitlichen Kontext der anderen bislang von mir verfassten Bücher in dieser Reihe. Durch die vielen positiven Rückmeldungen bestätigt, setzte ich mich nach der Fertigstellung der Ratgeber über Depressionen und Angsterkrankungen an Folgeprojekte, von denen Sie nun eines in den Händen halten.

Eines vorweg: Schwerpunktmäßig wird dieser Ratgeber das Krankheitsbild der Zwangsstörung behandeln. Wie Sie im Verlauf dieses Buches bemerken werden, ist Zwang nicht gleich Zwang, weswegen der eigentlich umgangssprachliche Begriff der Zwangserkrankungen als Titel gewählt wurde.

Ein Buch über Zwangserkrankungen zu schreiben, reizte mich dabei aus mehreren Gründen. Patienten mit einer Zwangsstörung haben immer einen sehr hohen Leidensdruck. Die Erkenntnis, dass das eigene zwanghafte Verhalten absolut keinen Sinn macht, ist ein wesentlicher Bestandteil der Krankheit. Die Patienten wissen ganz genau, dass es absolut unsinnig ist, die eigene Wohnungstür zehnmal abzuschließen und doch müssen sie es tun. Sie wissen ganz genau, dass es keinen logischen Grund dafür gibt, beruhigende Worte auf Zettel zu schreiben und diese dann essen zu müssen, um sich anschließend wohlzufühlen. Aber sie haben keine andere Wahl. Sie müssen es tun. Das kann durchaus bizarr wirken, auf Angehörige, auf Außenstehende, ja selbst als Therapeut und Arzt ist man geneigt, dem Patienten zuzurufen er möge sich besinnen sein Verhalten, das ihm selbst unsinnig erscheint, abzulegen.

Dass es nicht leicht ist, ein solches Verhalten zu ändern, zeigen alltägliche Zwänge, die Sie auch als nicht Betroffener sicherlich an sich selbst oder an anderen schon beobachtet haben und die im Gegensatz zur Zwangsstörung keinen Krankheitswert aufweisen: das Öffnen der Toilettentür mit dem Ellenbogen, das ungute Gefühl beim Druck auf den Knopf zum Öffnen der Türen im Bus, der Gedanke, lieber schnell noch einmal nachzuschauen, ob der Herd auch wirklich ausgeschaltet ist. Im Alltag sehe ich täglich Menschen, die in solchen Situationen stecken. Würde man beispielsweise an der Toilettentür eines Restaurants eine Umfrage machen und die Leute nach dem Grund befragen, warum sie die Tür so umständlich öffnen (nur mit einem Papiertuch die Klinke berühren, dann schnell den Fuß dazwischenschieben und nur die Kante der Tür anfassen) befragen, Sie würden sicherlich einige interessante Dinge erfahren. Von Ekel würde da die Rede sein, von der Sorge ernsthaft krank zu werden und ganz plötzlich verstummen und merken, wie merkwürdig unser eigenes Verhalten im Grunde manchmal ist. Zwanghafte Menschen haben meist keine sonderlichen Nachteile durch ihre Handlungen. Ich beispielsweise kann über mich schmunzeln, wenn ich mir im stressigen Nachtdienst wieder einmal die Hände desinfiziere, obwohl das objektiv gesehen gar nicht notwendig gewesen wäre. Es beruhigt mich irgendwie und schadet mir nicht.

Doch bei einer Zwangsstörung sieht das ganz anders aus. Ähnlich wie bei Ängsten haben wir es bei Zwangssymptomen mit einem sogenannten Spektrum zu tun. Ein von links nach rechts reichender Symptomstrahl immer stärker werdender Intensität und größerer Einschränkung im Alltag. Linkerhand finden Sie Menschen die umständlich Toilettentüren öffnen müssen, gefolgt von Menschen, die auch schon einmal nach einer Stunde Fahrt in den Urlaub lieber noch einmal umkehren, um zu kontrollieren, ob der Herd auch wirklich aus ist. Das alles ist jedoch zu vernachlässigen im Vergleich zu den ausgeprägten Symptomen einer schweren Zwangsstörung, wie sie meine Patienten zeigen. Das sind Menschen, die teilweise nicht mehr arbeiten können, sich lieber in ihrer Wohnung einschließen und sich ganz ihrem eigenartigen Verhalten hingeben müssen, obwohl sie das gar nicht wollen. Und plötzlich wird man dann ganz still und kann nicht mehr schmunzeln, wenn man sich selbst dabei erwischt, wie man sich zum wiederholten Mal die Hände desinfiziert.

Diese Patienten haben Fragen bezüglich ihrer Erkrankung betreffend. Sie wollen dieses hässliche kleine Monster Zwang unbedingt loswerden, um endlich ein unbeschwertes Leben führen zu können. Wie bei meinen bisher veröffentlichten Ratgebern war es die Häufung dieser Fragen, die mich veranlasste ein paar Antworten zu formulieren. Etwa die Hälfte des Buches hat diesen informativen Charakter. Doch Psychotherapie umfasst wesentlich mehr, als bloße Aufklärung über die Erkrankung. Man muss sich in die Psyche des Patienten hineinversetzten. Das fällt hier vielleicht sogar leichter als bei anderen Erkrankungen, denn man kann nachvollziehen, wie sich diese Patienten fühlen müssen. Man kennt dieses Denken in Ansätzen vielleicht von sich selbst. Entsprechend begibt man sich gemeinsam mit den Patienten in schwierige Situationen und begleitet sie auf ihrem Weg der Besserung. Die Aspekte dieser psychotherapeutischen Arbeit habe ich in der zweiten Hälfte dieses Buches festgehalten.

Wieder ergab sich so die Möglichkeit, diesen Ratgeber zu schreiben, nahezu von selbst. Erneut erscheint mir das Ergebnis sehr nahe an dem zu sein, was ich in den Psychotherapiestunden mit meinen Patienten erarbeite. Und auch der Verlag unterstützte meine Idee, die kleine Reihe von Ratgebern um ein weiteres Themenfeld auszubauen. Mein Dank geht deshalb an den Elsevier-Verlag für die abermals hervorragende Unterstützung und kompetente Umsetzung des Projekts. Ich möchte insbesondere Frau Jahn, Frau Saint Paul und Herrn Kraft danken. Ohne die Illustrationen von Frau Deim wäre dieser Ratgeber lange nicht so anschaulich geworden. Ich freue mich sehr, dass sie auch für dieses Projekt wieder zu begeistern war und aus meinen Ideen so viel herausgeholt hat.

Dass ich innerhalb dieser kurzen Zeit eine kleine Reihe von Ratgebern schreiben durfte, ist ein großes Geschenk. An dieser Stelle möchte ich mich deshalb recht herzlich bei allen Lesern bedanken. Ihr Interesse an diesen Büchern und ihre Rückmeldungen haben mich erneut an den Schreibtisch getrieben.

Ich hoffe, auch diese Buch wird für Sie, liebe Leserin und lieber Leser, ein wertvoller Ratgeber auf dem Weg, Ihre Zwänge zu besiegen. Vielen meiner Patienten ist es mithilfe der hier vorgestellten Techniken gelungen dieses hässliche kleine Monster Zwang zu besiegen.

Dr. med. Daniel Illy
Berlin, im Herbst 2016

Zum Autor

Dr. med. Daniel Illy (geboren 1985 in Frankfurt am Main) zog es nach dem Medizinstudium von Mainz nach Berlin, wo er als Arzt und Psychotherapeut tätig ist. Im Rahmen seiner beruflichen Tätigkeit und psychotherapeutischen Ausbildung hatte er die Möglichkeit, mit vielen an Bipolarer Störung erkrankten Patienten zu arbeiten. Aus dieser Arbeit und der Leidenschaft am Schreiben entstand der folgende Ratgeber. Dr. med. Daniel Illy hat in dieser Reihe bereits mehrere erfolgreiche Ratgeber geschrieben.

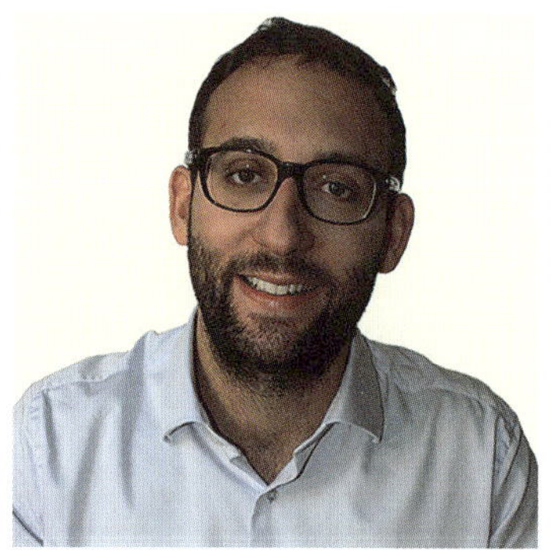

Inhaltsverzeichnis

Abbildungsverzeichnis

Abbildungen 1–4, 6–13, 17, 18, 26–29	Elisabeth Deim, Dresden
Abbildungen 5, 14–16, 19–25	Stefan Dangl, München
Abbildung 30	Dr. med. Daniel Illy, Berlin

KAPITEL

1 Eine Einführung

Zwang als Alltagswort

Im Unterschied zu anderen psychiatrischen Erkrankungen wie Ängsten oder Depressionen erschließt sich **der Begriff Zwang** nicht sofort aus unserer Alltagssprache. Unter Angst kann sich jeder etwas vorstellen. Ebenso, was es heißt, depressiv zu sein. Den Begriff Zwang verwendet man im Alltag meist im Zusammenhang mit Situationen, in denen Menschen etwas tun müssen, was sie eigentlich nicht tun wollen. Im Rahmen eines bewaffneten Raubüberfalls etwa zwingen die Täter die Bankangestellte, den Tresor zu öffnen. Um keinen Schaden zu nehmen folgt sie den Anweisungen der Täter, tut dies jedoch nicht aus einer eigenen Entscheidung heraus, sondern weil sie aufgrund der Situation dazu gezwungen wird. Zwang lässt sich dabei als ein Zustand beschreiben, der von außen auf eine Person einwirkt und sie zu Handlungen veranlasst, die ohne den Zwang nicht erfolgt wären. Weitere Beispiele findet man bei Erpressungen oder erwirkten Geständnissen. Allen diesen Situationen gemeinsam ist die Tatsache, dass durch den äußeren Zwang der bewusste Wille des Betroffenen gewissermaßen umgangen wird.

Zwang hat eine negative Bedeutung

In der Alltagssprache finden sich weitere Beispiele: „Darf ich noch ein Stück Kuchen haben?" – „Klar, tu dir keinen Zwang an!" Hier überwiegt die Lust auf ein weiteres Stück Kuchen den gesellschaftlichen Zwang, nach zwei Stücken Kuchen kein weiteres mehr zu nehmen, um nicht verfressen zu erscheinen. Sich keinen Zwang anzutun sagt den Kuchenliebhaber gewissermaßen von den gesellschaftlichen Normen los und sein bewusster Wille („Ich will mehr von dem leckeren Kuchen!") kann durchgesetzt werden. Das Resultat ist hierbei im Unterschied zu einem Raubüberfall allerdings etwas durchaus Positives. Hätte sich unser Kuchenliebhaber jedoch dem Zwang unterworfen, so hätte er nicht gefragt und als Resultat kein weiteres Stück Kuchen erhalten. Er hätte seinen bewussten Willen nicht durchsetzen können, vergleichbar der Bankangestellten während des Überfalls. Egal ob bewaffnete Täter oder gesellschaftliche Normen: Zwang hat **überwiegend eine negative Bedeutung**. Die spiegelt sich letztlich auch in unserer Alltagssprache wider (➤ Abb. 1). Auch das Widersetzen gegen einen Zwang kann negativ besetzt sein, der Bankangestellten droht gar der Tod.

Beim Kuchenbeispiel drohen immerhin keine schwerwiegenden Konsequenzen. Der Kuchen ist zu lecker, da nimmt derjenige gerne in Kauf, als verfressen zu gelten. Dennoch greift er nicht einfach nach dem Kuchen, sondern bittet gewissermaßen um gesellschaftliche Erlaubnis, sich ein weiteres Stück zu nehmen. Die Anstrengung, sich dem Zwang zu widersetzen hält sich in Grenzen und wird auch dadurch bekräftigt, dass sich der Kuchenliebhaber vorher die Erlaubnis dafür einholt. Dieser lockere Umgang mit Zwang, der uns aus dem Alltag bekannt ist, findet sich bei **Zwangsstörungen** nicht.

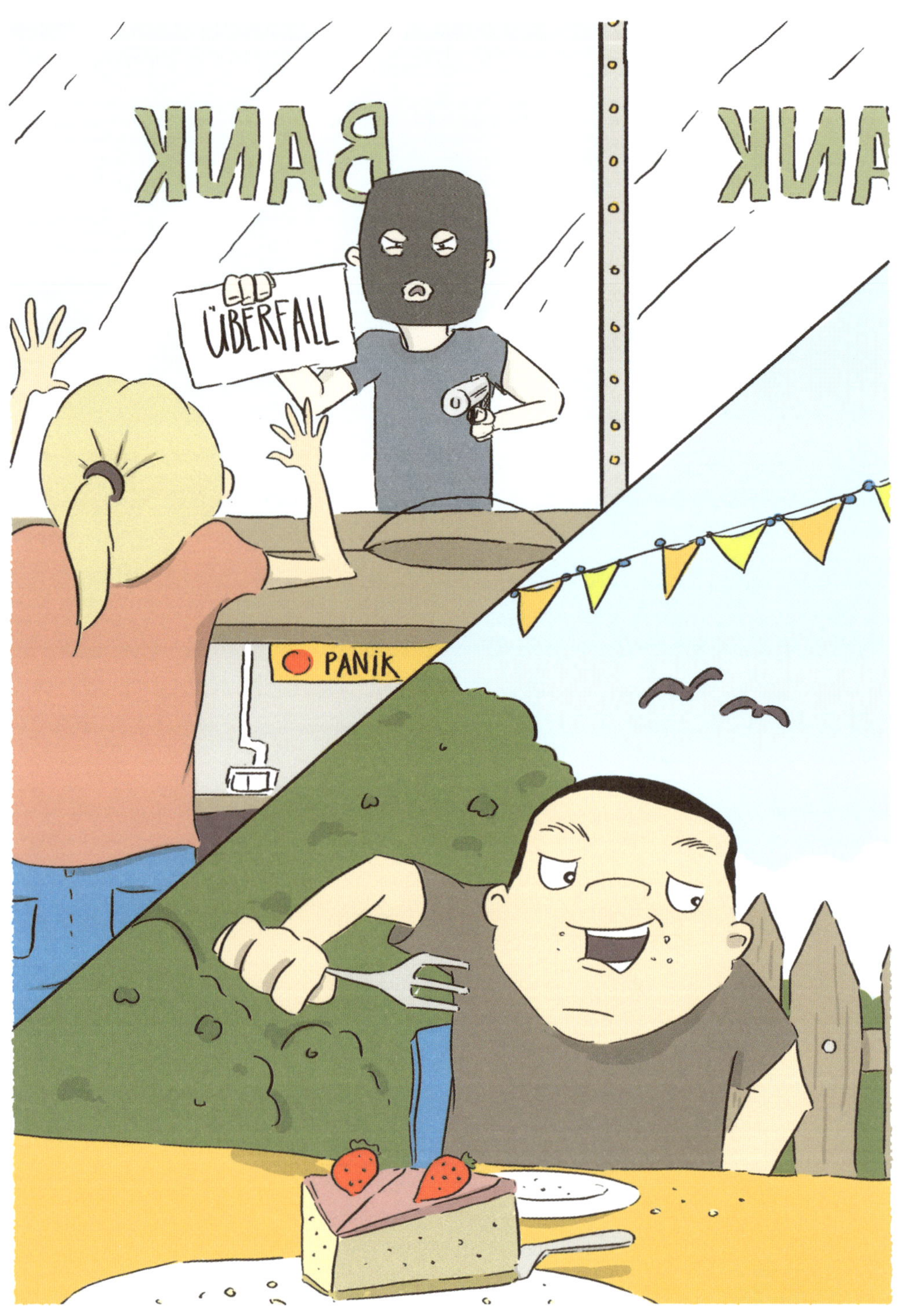

Abb. 1 Zwang im alltäglichen Sprachgebrauch

Zwang als Erkrankung

Um uns dem **Zwang als Erkrankung** zu nähern, müssen wir den Begriff etwas enger fassen. Sowohl dem Kuchenliebhaber als auch der Bankangestellten wird der Zwang von außen vermittelt. Im einen Fall von einer gesellschaftlichen Norm, im anderen Fall von einem bewaffneten Täter. Bei Zwangsstörungen finden sich keine derartigen Einwirkungen von außen. Der **Zwang entsteht ganz individuell** in der Gedankenwelt des jeweiligen Betroffenen. Das Resultat ist jedoch das Gleiche. Der Betroffene kann seinen bewussten Willen nicht ausleben und gerät in einen Leidenszustand. So wie sich die Bankangestellte den Anweisungen der bewaffneten Täter fügen muss, so muss sich auch der Zwangserkrankte seinen eigenen Anweisungen und Vorstellungen fügen. Er kommt dabei in eine Art Teufelskreis: Folgt er den Zwängen, so arbeitet er gegen seinen freien Willen. Versucht er, sich dem Zwang entgegenzustellen, kommt er in einen Zustand höchster Anspannung und Erregung. Sein Leid nimmt zu. Viele Zwangserkrankte entscheiden sich deshalb dazu, ganz wie die Bankangestellte aus unserem Beispiel, dem Zwang nachzugeben. Das Risiko, sich zu widersetzen erscheint zu groß. Sie könnte schließlich von den bewaffneten Tätern angegriffen werden. Das Nachgeben hält eine Zwangsstörung jedoch weiter aufrecht. Gleichzeitig leiden die Betroffenen sehr unter ihren Symptomen. Sie befinden sich auf einem permanent hohen Anspannungsniveau. Zwangssymptome wirken auf die gesamte Psyche des Betroffenen und beeinflussen mit fortschreitender Dauer der Erkrankung immer mehr den Alltag. Das ist meist der Zeitpunkt, an dem Betroffene bemerken, dass sie professionelle Hilfe in Anspruch nehmen sollten.

Das Konzept dieses Ratgebers

Als Arzt und Psychotherapeut habe ich mit einigen Patienten arbeiten können, die an einer Zwangsstörung erkrankt waren. Aufgrund der Komplexität der Erkrankung ist eine möglichst **ganzheitliche Beachtung der Psyche** des Betroffenen notwendig, um eine Veränderung zu bewirken. Die diesem Ratgeber zugrunde liegende **Verhaltenstherapie** kann dies bewirken. Dabei kommt es vor allem auf Ihre Mitarbeit an. Jedes Kapitel enthält deswegen immer eine oder mehrere praktische Aufgaben. Das Buch ist in 30 kurze Kapitel unterteilt, sodass Sie idealerweise ein Kapitel am Tag lesen und entsprechend bearbeiten können. Das Buch kann und soll dabei keine intensive Psychotherapie ersetzen. Es soll aber den nötigen **Anstoß** dazu **geben, sich seinen Zwangssymptomen zu stellen** und Sie umfassend **über die Erkrankung informieren.** In den nachfolgenden Kapiteln werden alle relevanten Aspekte von Zwangsstörungen beleuchtet und Sie werden nach Durchführung der praktischen Übungen bereits erste Erfolge bemerken. Dieses Buch richtet sich jedoch nicht nur an Patienten mit Zwangsstörungen sowie deren Angehörige. Zwanghafte Verhaltensweisen sind auch außerhalb des Krankheitsbegriffs der Zwangsstörung zu finden. Beim einen mehr, beim anderen weniger. Dieser Ratgeber kann Ihnen dabei helfen, diese Charaktereigenschaften einzuordnen und gegebenenfalls zu ändern. Und natürlich sollen die folgenden Seiten dieses Buchs auch für jene informativ und kurzweilig sein, die sich noch nie mit dem Thema Zwang beschäftigt haben.

Dieses Buch steht in der Tradition der Ratgeber, die bereits in dieser Reihe veröffentlicht worden sind. Erneut wurde auch bei diesem Buch auf eine allzu wissenschaftliche Darstellung zugunsten der **Alltagstauglichkeit** verzichtet. Zur besseren Lesbarkeit wurde zudem bewusst auf die Nennung beider Geschlechter verzichtet. Eine Therapeutin ist in diesem Buch daher auch immer ein Therapeut und ein Patient kann auch eine Patientin sein. Der Inhalt stützt sich zu großen Teilen auf meine persönlichen Erfahrungen und soll Sie umfassend über das Thema Zwangsstörungen informieren. Zusätzlich soll das Buch nicht zuletzt durch seine praktischen Übungen auch **Veränderungen bewirken**. Die Kapitel folgen dabei einem verhaltenstherapeutisch orientierten Behandlungspfad zur Therapie von Zwangsstörungen. Das bedeutet, dass ich mit meinen Therapiepatienten ähnliche Übungen durchführe und Sie deshalb an dieser Stelle vorab ermutigen möchte, mir mithilfe dieses Buchs zu folgen. In ➤ Kapitel 2 werden Sie anhand eines Beispielpatienten lernen, dass es mitunter sehr schwierig sein kann, sich „keinen Zwang anzutun". Der Kuchenliebhaber aus unserem Beispiel schafft das und dieser Ratgeber kann Ihnen dabei helfen, es ihm gleichzutun. Auch dann, wenn es um mehr geht, als lediglich um ein Stück Kuchen, nämlich um eine **psychische Erkrankung**. Einem Großteil meiner Patienten, ohne die dieses Buch nicht möglich gewesen wäre und denen vorab mein größter Dank gilt, ist dies gelungen.

NUN SIND SIE GEFRAGT!

- Wie definieren Sie das Wort Zwang für sich?
- Gab es in Ihrem Leben bereits Momente, in denen Sie den Eindruck hatten, unter Zwang gehandelt zu haben?
- Gab es Situationen, in denen dieser Zwang eher von Ihnen selbst auszugehen schien?
- Welche Fragen haben Sie vorab an dieses Buch?
- Schreiben Sie auf, welche Informationen Ihnen besonders wichtig sind. Was wissen Sie bereits über Zwangsstörungen?

Am Ende dieses Ratgebers werden Sie Ihre Fragen noch einmal durchgehen und Ihren Lerneffekt vergleichen.

KAPITEL

2 Was ist eine Zwangsstörung?

Definition der Zwangsstörung

Wie Sie im Verlauf dieses Ratgebers (➤ Kapitel 3) bemerken werden, ist Zwang nicht gleich Zwang, weswegen der eigentlich umgangssprachlich genutzte Begriff der Zwangserkrankungen als Buchtitel gewählt wurde. Schwerpunktmäßig wird dieser Ratgeber das Krankheitsbild der Zwangsstörung behandeln. Dieser Begriff beschreibt ein **psychiatrisches Krankheitsbild**, bei dem Betroffene einem starken inneren Drang ausgeliefert sind, bestimmte Handlungen zu tun und/oder bestimmte Gedanken zu denken. Bei der überwiegenden Mehrheit der Betroffenen treten sowohl Zwangshandlungen als auch Zwangsgedanken auf. Der Drang entsteht im Unterschied zu einer erzwungenen Handlung (➤ Kapitel 1) nicht durch Einflüsse von außerhalb, sondern er wird unbewusst von dem Betroffenen selbst initiiert. Dabei ist sich derjenige jedoch stets bewusst, dass sein Verhalten übertrieben und eigentlich sinnlos ist. Er versucht, sich gegen die Zwänge zu wehren, entwickelt im Verlauf jedoch große Anspannungszustände und Ängste, die ihn letztlich wieder zu den zwanghaften Verhaltensweisen und Gedanken zurücktreiben. Zudem besteht die Tendenz, Situationen zu vermeiden, die den Zwang auslösen können. Je nach Schwere der Symptomatik kann eine deutliche Einschränkung im Alltag entstehen. In Deutschland sind 3 bis 4% der Bevölkerung von einer Zwangsstörung betroffen. Damit liegt die **Zwangsstörung** in ihrer Häufigkeit zwar hinter Depressionen und Angsterkrankungen, aber ist dennoch eine häufige psychiatrische Erkrankung. Insgesamt sind in Deutschland etwa 2,3 Millionen Menschen betroffen[1]. Männer und Frauen erkranken etwa gleich häufig. Die Erkrankung tritt meist um das 20. Lebensjahr herum auf, wobei sich typischerweise eine Zunahme der Symptomatik mit fortschreitender Erkrankungsdauer zeigt, da die Zwänge immer mehr Alltagsfunktionen beeinflussen. Je nach Schwere der Symptomatik, wird die Zwangsstörung dann erst im weiteren Verlauf sichtbar. Doch was macht eine Zwangsstörung nun eigentlich genau aus? Um Ihnen das Krankheitsbild besser verständlich zu machen, nachfolgend ein typischer Bericht eines Zwangspatienten:

Ein Beispielpatient berichtet

„Was mich am meisten an meiner Erkrankung stört? Dass ich nie ungeplant die Wohnung verlassen kann. Ich brauche mindestens eine Stunde bis ich meine ‚Checkliste' abgearbeitet habe. Ich habe große Angst, das Haus in Brand zu setzen und für den Tod meiner Nachbarn verantwortlich zu sein. Deshalb beginne ich meine Checkliste damit, den Herd in der Küche zu kontrollieren. Ich überprüfe ob alle Knöpfe auf null stehen. Dies mache ich insge-

[1] F. Jacobi, M. Höfler, J. Strehle et al.: Nervenarzt. 2014. (85): 77–87.

2

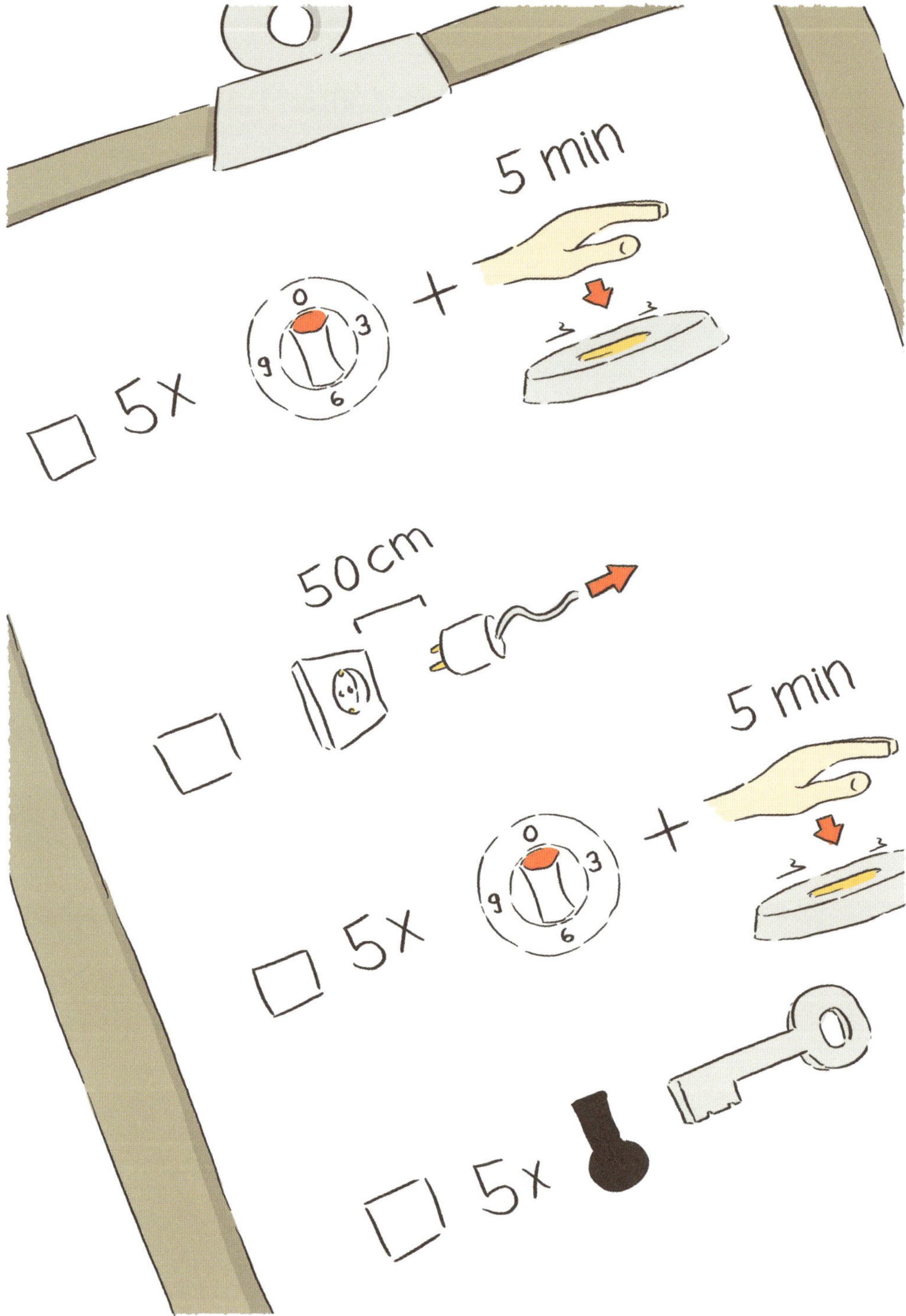

Abb. 2 „Ohne Checkliste geht es nicht!"

samt fünf Mal, schließlich könnte ich bei den ersten Malen etwas übersehen haben. Die Fünf ist eine Zahl, die mir Ruhe und Ordnung gibt. Im Anschluss lege ich meine Handflächen für jeweils fünf Minuten auf die Herdplatten. Nur so kann ich sicher gehen, dass die elektrisch betriebenen Platten nicht doch eingeschaltet sind. Ich schaue dabei ganz genau auf die Uhr, um mir auch wirklich sicher zu sein, nichts zu übersehen. Früher genügte es mir noch, kurz auf die Herdplatten zu fassen, aber irgendwann war mir das zu unsicher. Ich will lieber auf Nummer sicher gehen, auch wenn ich weiß, dass das eigentlich keinen Sinn macht. Ich kann nicht anders. Wenn ich den Herd nicht kontrolliere, kann ich die Wohnung einfach nicht verlassen. Zu groß sind meine Ängste, zu groß die Gewissheit, dass ich Schuld daran bin, dass meine Nachbarn wegen meiner Nachlässigkeit sterben müssen. Im Anschluss an den Herd arbeite ich die weiteren Punkte auf der Checkliste ab: Ich ziehe die Stecker aller Elektrogeräte in meiner Wohnung aus der Steckdose und lege diesen mindestens Zentimeter von der Steckdose entfernt ab. So vermeide ich, dass das nahe Metall des Steckers einen Funkenflug aus der Steckdose verursacht. Fünfzig Zentimeter haben sich dabei als eine Entfernung herausgestellt, die meine Sorgen, einen Wohnungsbrand zu verursachen, etwas mindern kann. Ich weiß, dass Sie jetzt bestimmt denken werden, dass es völlig egal ist, ob der Stecker zehn oder fünfzig Zentimeter von der Steckdose entfernt liegt. Das mag sein, aber ich fühle mich sehr unwohl, wenn der Stecker näher an der Steckdose liegt. Fünfzig Zentimeter fühlen sich für mich einfach sicherer an. Ich führe die Checkliste weiter fort und kontrolliere zum Abschluss noch einmal den Herd in der Küche. Dabei wiederhole ich exakt die gleichen Schritte wie zu Beginn. Dann wende ich mich ab und verlasse die Wohnung. Ich muss versuchen, auf andere Gedanken zu kommen. Die Wohnungstür schließe ich ebenfalls fünfmal ab. Erst dann habe ich den Eindruck, dass sie wirklich verschlossen ist. Es könnte schließlich jemand einbrechen und selbst ein Feuer legen. Manchmal schaffe ich es nicht, mich vollständig von meinen Gedanken an ein Feuer zu lösen, während ich die Wohnungstür abschließe. Dann muss ich erneut in die Wohnung zurück und meine Checkliste wieder durcharbeiten. Sie können sich vorstellen: Das dauert dann wieder einige Zeit. Meine Freunde sind extrem genervt von mir, wenn sie mal wieder eine halbe Stunde auf mich warten müssen. Ich verabrede mich deshalb grundsätzlich mit großen zeitlichen Puffern. Ich würde so gerne etwas daran ändern, aber es geht einfach nicht.“

Zwangshandlungen und -gedanken bestimmen den Alltag

Dieser Bericht macht den Leidensdruck des Patienten sehr deutlich. Es besteht bereits eine große Einschränkung im Alltag. So berichtet er davon, bis zu einer Stunde zu brauchen, um die Wohnung verlassen zu können. Darunter leiden teilweise auch seine Freunde, die dann auf ihn warten müssen. Aus der Beschreibung des Patienten lassen sich sowohl **Zwangshandlungen** (das Kontrollieren des Herdes, der Stromstecker und der Wohnungstür) als auch **Zwangsgedanken** (Schuld am Tod der Nachbarn, beruhigende Wirkung der Zahl Fünf, Einbrecher legen ein Feuer) erkennen. Der Patient lässt auch mehrfach durchblicken, dass er von der Sinnlosigkeit seiner Handlungen eigentlich überzeugt ist, er kann aber nicht anders, als sich so zu verhalten. Er beschreibt uns bereits recht eindrücklich was geschieht, wenn er versucht die

Zwänge zu ignorieren, spricht in diesem Zusammenhang von **Ängsten** und großer **Anspannung**. Er würde seine Zwänge gerne ablegen, hat aber den Eindruck, dies nicht zu schaffen. Seine „Checkliste" hat für ihn einen enormen Stellenwert (➤ Abb. 2).

Hier kann definitiv Entwarnung gegeben werden. Es handelt sich natürlich um ein sehr drastisches Beispiel. Viel wichtiger ist aber: Zwangsstörungen lassen sich behandeln, die Betroffenen können ihre Alltagstauglichkeit wieder zurückgewinnen und ein normales Leben ohne Zwänge führen.

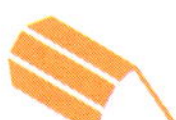

NUN SIND SIE GEFRAGT!

- Hat Ihnen der Bericht bereits einen ersten Einblick in das Thema Zwangsstörungen geben können?
- Kennen Sie ähnliche Beispiele aus ihrem Freundes- oder Bekanntenkreis?
- Oder erkennen Sie sich in den Schilderungen selbst wieder?

KAPITEL

3 Normalität oder Störung?

Nun mal Hand aufs Herz: Haben Sie beim Lesen von ➤ Kapitel 2 gewisse Ähnlichkeiten mit Ihrem eigenen Verhalten festgestellt? Und das, obwohl Sie bislang davon ausgegangen sind, keine Zwangsstörung zu haben? Kontrollieren Sie beispielsweise auch, ob die Haustür wirklich abgesperrt oder ob der Herd ausgeschaltet ist? Vielleicht nicht fünfmal aber doch wenigstens noch einmal? Keine Sorge, Sie sind in bester Gesellschaft, so geht es nicht nur Ihnen und mir, sondern sehr vielen Menschen.

Zwanghafte Persönlichkeitsstruktur

Der Begriff **zwanghafte Persönlichkeitsstruktur** beschreibt eine ganz normale menschliche Eigenschaft. Keinesfalls lässt sich hier automatisch von einer Erkrankung sprechen. So wie es beispielsweise ängstlichere Menschen gibt, so gibt es eben auch zwanghaftere Menschen. Neben dem Kontrollieren, ob die Tür zu und der Herd wirklich aus sind, finden sich weitere zwanghafte Verhaltensweisen, die viele Menschen als Teil ihrer Persönlichkeit zeigen: das Vermeiden, über Lichtschachtgitter zu gehen (um nicht nach unten zu stürzen), das Vermeiden, auf die Fugen zwischen Bodenfließen zu treten, das Vermeiden, Türklinken in öffentlichen Gebäuden oder sonstige Dinge, die von vielen Menschen häufig berührt werden (zum Beispiel Haltegriffe im Bus, Türknopf in der U-Bahn), anzufassen, das Nachzählen von Geldscheinen nach dem Abheben aus einem Automaten, das Verwenden von Geburtsdaten als Glückszahlen in der Lotterie, das Desinfizieren oder Waschen der Hände, wenn man das Gefühl hat, diese seien durch Alltagstätigkeiten verschmutzt (ohne eine tatsächliche Verschmutzung zu erkennen) oder Schwierigkeiten, sich von alten Dingen zu trennen (Kleidungsstücke, Bücher etc.). Der wichtige Unterschied zu Zwangsstörungen liegt darin, dass solche Verhaltensweisen den Betroffenen nicht in seinem Alltag beeinträchtigen. Vielleicht schaut derjenige einmal nach, ob die Tür abgeschlossen ist, aber dann kann er den Gedanken fallen lassen.

Unser Beispielpatient aus dem vorherigen Kapitel mit einer **Zwangsstörung** hingegen kann das nicht. Er kontrolliert mehrmals nach, ein Thema beschäftigt ihn für lange Zeit. Durch die **Einschränkungen im Alltag** spricht man von einer Erkrankung. Für den Gesunden mit der **zwanghaften Persönlichkeitsstruktur** stellt dieses Verhalten vielmehr eine **Orientierungshilfe im Alltag** dar. Häufig werden solche Menschen von Außenstehenden als wenig flexibel und starrsinnig beschrieben. Sie selbst empfinden das jedoch nicht so. Im Gegenteil: Meist beschreiben sie ihren Perfektionismus sogar als echten Vorteil. Zwanghafte Menschen gelten als moralisch, fleißig und strukturiert. Ihnen fällt es schwer, bei Erkrankung nicht zur Arbeit zu gehen oder Dinge aufzuschieben. Sie erledigen lieber alles sofort und in der von ihnen vorgesehen Art und Weise. Bei ihren Arbeitsgebern sind sie beliebte Beschäf-

ICH BIN ORDENTLICH UND GEWISSENHAFT.
MANCHMAL WIRD MIR GESAGT, ICH SEI ETWAS UNFLEXIBEL, ABER ICH SEHE MEINEN PERFEKTIONISMUS ALS ETWAS SEHR POSITIVES.

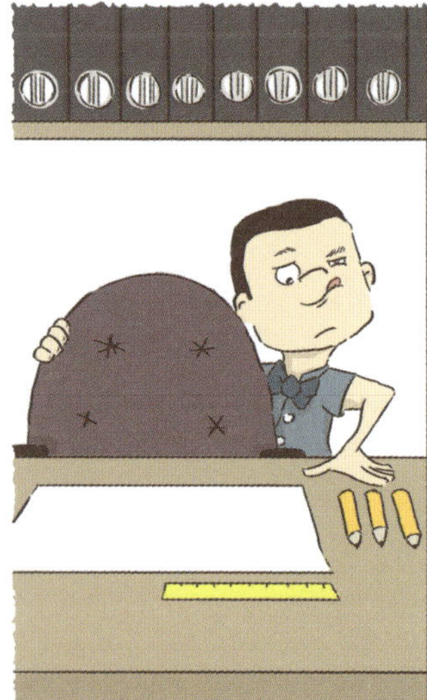

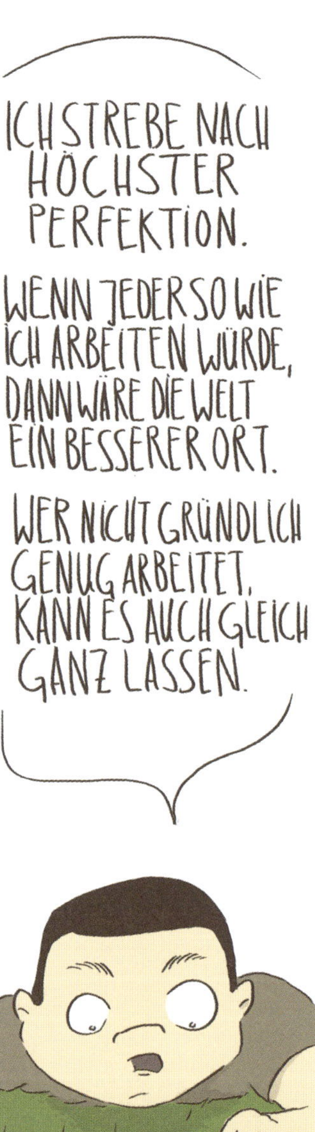

SEIFE
MEGA CLEAN
STARK
MEINE ZWÄNGE HABEN MICH LEIDER VOLL IM GRIFF.
ICH WÜRDE SO GERN EIN NORMALES LEBEN FÜHREN, ABER ICH SCHAFFE ES NICHT, MICH MEINEN ZWÄNGEN ENTGEGENZUSTELLEN, SO UNSINNIG DAS AUCH KLINGEN MAG.

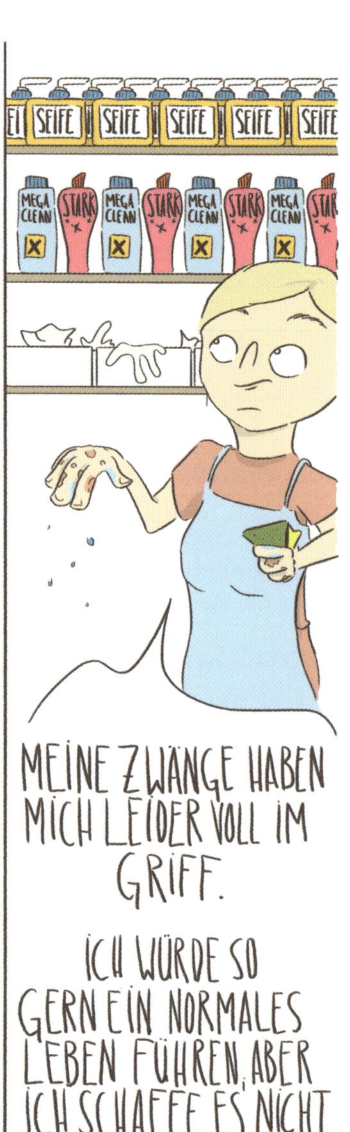

Abb. 3 Zwanghafte Persönlichkeitsstruktur, zwanghafte Persönlichkeitsstörung und Zwangsstörung

tigte. Manchmal stehen sie sich mit ihrer festgefahrenen Art aber auch im Weg. Mit spontanen Planänderungen können sie meist schlecht umgehen und ihnen fällt es schwerer, zu entspannen und abzuschalten.

Zwanghafte Persönlichkeitsstörung

Kommt es aufgrund einer solchen zwanghaften Persönlichkeitsstruktur zu Einschränkungen im Alltag, obwohl der Betroffene weiterhin nur die Vorteile erkennt, so sollte die Entwicklung einer **zwanghaften Persönlichkeitsstörung** (anankastische Persönlichkeitsstörung) in Betracht gezogen werden. Bei solchen Persönlichkeitsstörungen handelt es sich um psychiatrische Krankheitsbegriffe, die eine Intensität von Persönlichkeitseigenschaften beschreiben, die über das sogenannte „Normalmaß" hinausgehen. Sie kennen vielleicht die bekanntere narzistische Persönlichkeitsstörung. Im Falle der zwanghaften Persönlichkeitsstörung wäre hier zum Beispiel die ständige Beschäftigung mit Details, Regeln und Ordnung zu nennen. Der gesunde Perfektionismus der zwanghaften Persönlichkeitsstruktur geht verloren und weicht einem ungesunden Perfektionismus, der den Betroffenen an der Fertigstellung von Aufgaben hindert. Im Zuge der Persönlichkeitsstörung kommt es zu Konflikten mit Mitmenschen, weil sich diese beispielsweise nicht den überzogenen Gewohnheiten des Betroffenen unterordnen wollen.

Zwanghafte Persönlichkeitsstruktur und -störung vs. Zwangsstörung

Bei der zwanghaften Persönlichkeitsstörung liegt zwar eine psychiatrische Erkrankung vor, es handelt sich jedoch nicht um eine Zwangsstörung. Weder Betroffene mit einer zwanghaften Persönlichkeitsstörung noch Betroffene mit einer zwanghaften Persönlichkeitsstruktur haben einen Leidensdruck. Sie empfinden ihre Verhaltensweisen als angemessen und nicht übertrieben. Ein Patient mit einer Zwangsstörung hingegen leidet unter seinen Verhaltensweisen und empfindet sein Verhalten übertrieben. Er würde gerne etwas ändern, kann aber nicht. Zudem sind hier die Zwangssymptome meist deutlich stärker ausgeprägt.

Zwang ist nicht gleich Zwang

Eine zwanghafte Persönlichkeitsstörung kann sich aus einer zwanghaften Persönlichkeitsstruktur entwickeln, sie tritt jedoch wesentlich seltener auf. Die **Zwangsstörung** hingegen stellt ein völlig **eigenständiges Krankheitsbild** dar, auch wenn es manchmal zu Überschneidungen kommen kann. Es ist wichtig, sich diesen Sachverhalt klarzumachen, wenn man über Zwänge spricht. Denn **Zwang ist nicht gleich Zwang**.
Eine Psychotherapie würde man bei der Zwangsstörung und der zwanghaften Persönlichkeitsstörung empfehlen, wobei Letztere meist nicht zum Therapeuten gehen, hier fehlt es an Leidensdruck. Dieser Ratgeber fokussiert in erster Linie auf das Erkrankungsbild der Zwangsstörungen. Alle nachfolgenden Informationen und dargestellten Techniken lassen sich jedoch teilweise auch auf die zwanghafte Persönlichkeitsstruktur und die zwanghafte Persönlichkeitsstörung übertragen.

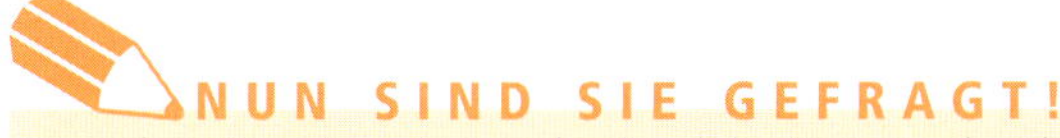

Versuchen Sie sich noch einmal anhand des Textes und mithilfe von ➤ Abb. 3 den Unterschied zwischen einer zwanghaften Persönlichkeitsstruktur, einer zwanghaften Persönlichkeitsstörung und einer Zwangsstörung klarzumachen. Was sind die wichtigsten Unterscheidungsmerkmale?

KAPITEL

4 Die diagnostische Abklärung der Zwangsstörungen

Die wichtige Abgrenzung der Zwangsstörung von der als Normvariante menschlicher Charaktereigenschaften geltenden zwanghaften Persönlichkeitsstruktur und der als eigenständiges Krankheitsbild zu wertenden zwanghaften Persönlichkeitsstörung haben wir bereits in ➤ Kapitel 3 besprochen. Nachfolgend soll es nun um eine genauere **diagnostische Einteilung der Zwangsstörung** gehen. Diese wird immer zu Beginn einer Behandlung von Ärzten oder Psychologen vorgenommen. Um nach einheitlichen Kriterien zu diagnostizieren verwenden sie dabei ein Diagnosesystem[1]. Dabei wird im Gespräch anhand verschiedener Fragen und Tests entweder eine Diagnose bestätigt oder entsprechend ausgeschlossen.

Abgrenzung zu anderen Krankheitsbildern

Wichtig ist hierbei auch die **Abgrenzung zu anderen Krankheitsbildern** wie bereits am Beispiel der zwanghaften Persönlichkeitsstörung besprochen. Doch es gilt noch mehr zu beachten: Gerade die teilweise obskur anmutenden Zwangsgedanken müssen von sogenannten **Denkstörungen**, wie sie beispielsweise bei einer Schizophrenie vorkommen, abgegrenzt werden. Handelt es sich um Denkstörungen sind diese nämlich vollkommen anders zu behandeln. Ein Hinweis auf Denkstörungen ergibt sich beispielsweise aus der Tatsache, dass der Betroffene diese Denkstörungen auch auf seine eigene Person bezogen zeigt. So hält er sich beispielsweise für eine andere Person oder hat Größenideen, da er beispielsweise glaubt der Retter der Welt zu sein. Dies findet man typischerweise bei Zwangserkrankten nicht, eine Unterscheidung sollte jedoch immer im individuellen Einzelfall erfolgen. Es gibt auch **psychische Erkrankungen**, die oftmals zusammen mit Zwangsstörungen auftreten und ebenfalls therapeutisch mitbehandelt werden sollten.

Häufig kommt es durch die Einschränkung der Lebensqualität bei Zwangsstörungen zu einer **Depression**. Dann zeigt der Betroffene zusätzlich eine längerfristig anhaltende gedrückte Stimmung, Hoffnungslosigkeit und er kann seinen Lebensmut verlieren.

Weitere häufig begleitend auftretende Erkrankungen sind **Angststörungen**. Zwangspatienten entwickeln aufgrund ihres Verhaltens meist soziale Ängste

[1] ICD-10-GM: Systematisches Verzeichnis. Internationale statistische Klassifikation der Krankheiten und verwandter Gesundheitsprobleme, 10. Revision. German Modification. Herausgegeben vom Deutschen Institut für Medizinische Dokumentation und Information (DIMDI) im Auftrag des Bundesministeriums für Gesundheit (BMG) unter Beteiligung der Arbeitsgruppe ICD des Kuratoriums für Fragen der Klassifikation im Gesundheitswesen (KKG).

oder bekommen aufgrund der hohen Anspannungslevels, dem sie tagtäglich ausgesetzt sind, leichter Panikattacken. Sowohl depressive Erkrankungen als auch Angsterkrankungen sollten im Rahmen der Diagnostik mitbeachtet werden, um so die optimale Therapie planen zu können. Die beste Behandlung von Zwangssymptomen ist nämlich wirkungslos, wenn eine Depression dem Betroffene jegliche Energie raubt.

Ausschluss von körperlichen Ursachen

Entscheidend zu Beginn der Diagnosestellung ist auch die körperliche Abklärung. Psychiatrische Diagnosen sind Ausschlussdiagnosen, das heißt man sollte immer eine **körperliche Ursache** der Symptome ausschließen, ehe man eine psychische Diagnose stellt. Neben einer allgemeinen körperlichen Untersuchung kann eine Bilduntersuchung des Gehirns einen Gehirntumor oder eine andere neurologische Erkrankung ausschließen. Gelegentlich ist auch die Entnahme von Nervenwasser notwendig, um beispielsweise Entzündungen auszuschließen, denn neurologische Erkrankungen können mit psychischen Symptomen wie depressiver Stimmung oder zwanghaftem Verhalten einhergehen. Meist hat man aufgrund der zeitlichen Entwicklung der Symptome und ihrer Assoziation mit stressbehafteten Lebensereignissen schon einen deutlichen Hinweis auf eine psychische Ursache. Vollständige Klarheit schafft aber nur die organische Abklärung. Um an dieser Stelle nicht unnötig zu beunruhigen: In den meisten Fällen zeigt die organische Abklärung einen normalen Befund, man sollte nur keine organisch bedingte Erkrankung übersehen.

Kriterien der Zwangsstörung

Im nächsten Schritt der Diagnosestellung wird geprüft, ob die Symptomatik des Betroffenen die **Kriterien der Zwangsstörung** erfüllt. Dies geschieht im persönlichen Gespräch und durch standardisierte Fragebögen. Eine Diagnose wird immer individuell unter Berücksichtigung der allgemein gültigen Kriterien der Erkrankung gestellt. Das **Hauptkriterium** der Zwangsstörung sind **wiederkehrende Zwangsgedanken bzw. Zwangshandlungen**. Wie bereits erwähnt treten diese meist zusammen auf (sogenannter gemischter Typ). Das Diagnosesystem erlaubt es jedoch, Schwerpunkte zu vermerken (vorwiegend Zwangshandlungen bzw. Zwangsgedanken). Die Zwangssymptomatik muss wiederholt an den meisten Tagen auftreten und bereits über eine gewisse Zeitspanne hinweg vorhanden sein. Die Gedanken und Handlungen müssen vom Patienten selbst ausgehen und als etwas Unangenehmes wahrgenommen werden.
Ein weiteres Kriterium ist die Tatsache, dass der Patient diese Zwänge als etwas Sinnloses und Belastendes erlebt und versucht, dagegen anzugehen. Durch die Unterdrückung der Zwänge baut sich ein **Anspannungslevel** auf, das meist dazu führt, dass der Patient dem Zwang dann doch irgendwann nachgibt.

Sind die allgemeinen Kriterien der Erkrankung erfüllt, so betrachtet man im nächsten Schritt den Inhalt der Zwangssymptomatik. Zwangsgedanken sind dabei häufig schwieriger zu diagnostizieren als Zwangshandlungen. Man muss sie immer mit der jeweiligen Persönlichkeit und dem Hintergrund des Betroffenen abgleichen. So ist es etwa nicht verwunderlich, wenn eine bislang kinderlose Frau Ende dreißig, bei der bereits mehrfach erfolglos künstliche Befruchtungen durchgeführt wurden, eine scheinbar übertriebene Sorge um ihr ungeborenes Kind zeigt. Befürchtet sie aber beispielsweise, das Kind könnte eine schwere Infektion haben, weil sie zuletzt auf einer öffentlichen Toilette war, und beschäftigt sie sich tagtäglich nur noch mit dieser vermeintlichen Infektion, so spricht dies eher für einen Zwangsgedanken. Es kommt also stark auf den jeweiligen **Kontext** an.

Häufige Zwangsgedanken

Die **Sorge, sich zu verschmutzen** bzw. sich eine Infektion zugezogen zu haben, ist einer der häufigsten Zwangsgedanken. Diese Sorgen unterliegen auch dem Zeitgeist. Die Häufigkeit der Angst vor einer Ansteckung mit HIV, BSE oder dem Ebolavirus schwanken mit der jeweiligen Berichterstattung in den Medien. Häufig meiden die Patienten deshalb Orte mit einer vermeintlich hohen Ansteckungsgefahr, wie öffentliche Toiletten oder Flugzeuge. Haltegriffe im Bus, Türknöpfe in der U-Bahn, die Bedientasten des Geldautomaten, all das sind Kontakte mit vermeintlich „verseuchten" Oberflächen, deren Berührung sie unbedingt zu vermeiden suchen.

Angst, sich oder andere zu verletzen

Die **Angst, sich selbst oder andere zu verletzen**, ist ebenfalls häufig als Zwangsgedanke zu finden. Schwierigkeiten machen solchen Patienten etwa Bahnsteige oder hoch gelegene Orte. Bei Letzteren etwa besteht dann der Zwangsgedanke, andere Menschen in den Abgrund zu stoßen. Das würde der Betroffene niemals tun, aber die Angst des Betroffenen, er könnte es tun, kann sich zu einem echten Problem entwickeln. Je nach Schwere der Symptomatik, setzt sich der Zwangsgedanke dann im Alltagsleben des Patienten fest. Es gibt Patienten, die große Ängste davor haben, einen bewaffneten Banküberfall zu begehen oder ein Kind zu missbrauchen. Sie können sich vorstellen, welchem Leidensdruck solche Patienten ausgesetzt sind.

Sexuelle Zwangsgedanken

Der letzte Punkt deutet es bereits an: Einige Patienten haben **sexuelle Zwangsgedanken**. Neben der Angst, in der Öffentlichkeit unbewusst sexuelle Handlungen durchzuführen, können das auch Gedanken an die Vorlieben des Gegenübers sein. Solche Patienten sitzen dann beispielsweise im Bus und können sich nicht von dem Gedanken lösen, sich ihr Gegenüber in sexuellen Posen vorzustellen. Häufig besteht hier auch die Sorge, denjenigen zu beschimpfen oder einen Kommentar zu dessen Vorlieben zu machen. Die Patienten leiden unter diesen Zwangsgedanken. Wer kämpft schon gerne gegen den Drang an, einer wildfremden Frau im Bus etwas Obszönes sagen zu müssen. Im Unterschied zu sexuellen Perversionen empfindet der Zwangsgestörte hierbei übrigens keinerlei Lust. Das Kriterium, dass die Gedanken etwas Unangenehmes sind, bleibt auch hierbei erhalten.

Einige Zwangsgedanken beschäftigen sich mit **übernatürlichen Phänomenen** wie Geistern oder Magie, manche mit **religiösen Inhalten**. Prinzipiell kann jede Thematik zu einem Zwangsgedanken werden. Entscheidend ist, dass sich die Gedanken aufdrängen und von dem Betroffenen als etwas Unangenehmes erlebt werden.

??
???
?
!...
1,2,3,...
...71,72,73,...
BITTE NICHT SCHUBSEN. DANKE.
ALLES WIRD GUT!
ISS MICH!

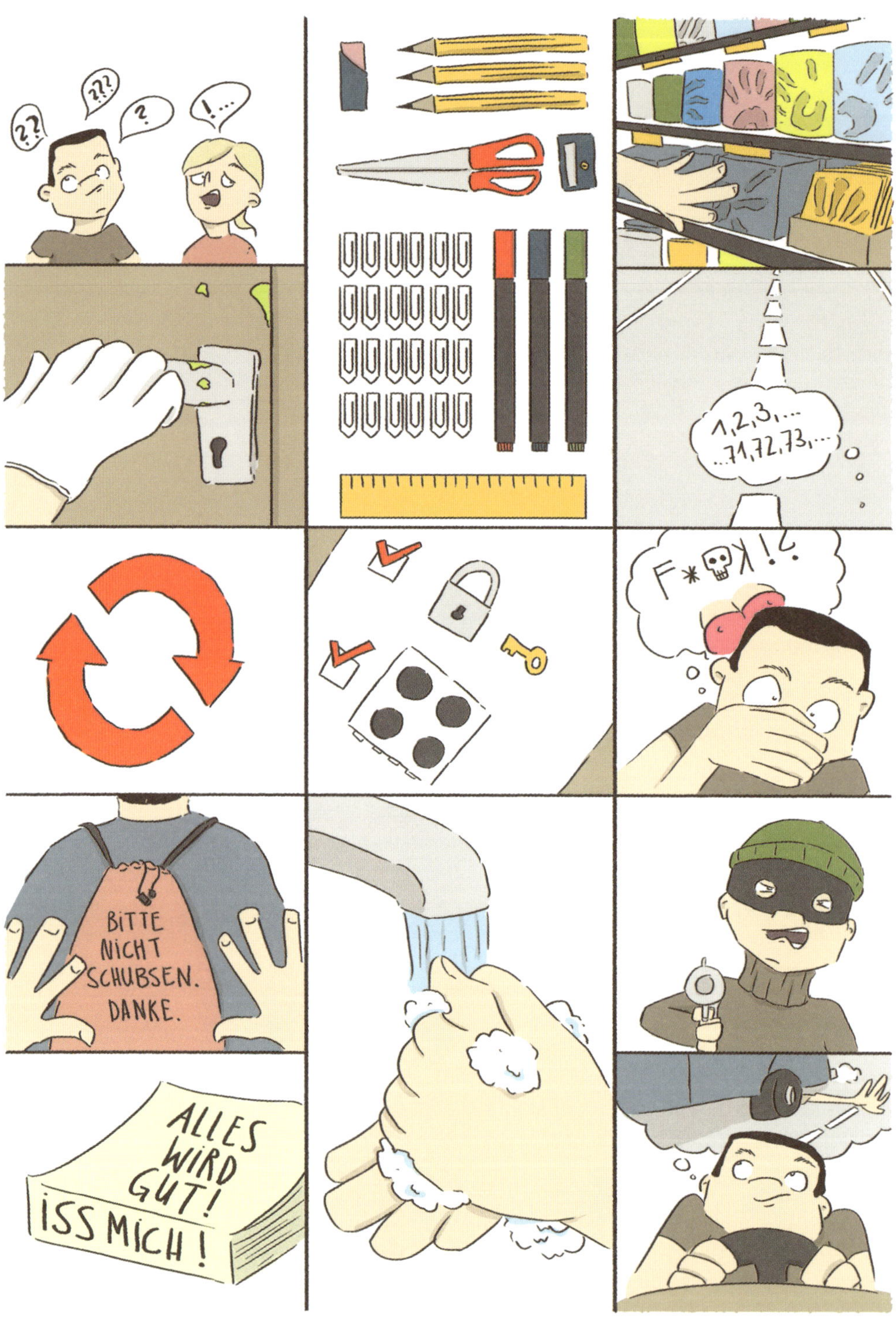

Abb. 4 Zwangssymptome

Häufige Zwangshandlungen

Zwangshandlungen sind diagnostisch meist einfacher zu erfassen. Es handelt sich um **aufgedrängte Handlungen,** die der Betroffene meist mehrfach wiederholen muss. Viele Patienten entwickeln diesbezüglich regelrechte Rituale. Als Grund für die Zwangshandlungen geben Patienten oft eine Reduktion von Anspannung an, wie sie etwa durch vorherige Zwangsgedanken entstanden sein kann. Das bezeichnet man in der Fachsprache als **Neutralisation**. Es gibt offensichtliche Neutralisationsformen wie intensives und wiederholtes Händewaschen, um damit den Zwangsgedanken der Kontamination zu neutralisieren. Teilweise nehmen die Rituale jedoch obskure Formen an, etwa wenn der Betroffene „Formeln zur Neutralisierung" auf Zettel schreibt und diese dann essen muss, um die Anspannung zu neutralisieren. Den Patienten ist zu jedem Zeitpunkt klar, dass ihr Handeln eigentlich sinnlos ist, dass es beispielsweise nichts bringt Papierfetzen zu essen, um damit Ebola zu heilen. Sie können trotzdem nicht anders. Nicht alle Zwangshandlungen werden zur Neutralisation von Zwangsgedanken eingesetzt, aber es lässt sich häufig eine entsprechende Verbindung finden.

Kontrollzwang

Kontrollzwänge zählen zu den häufigsten Zwängen. Sie wurden bereits in ➢ Kapitel 2 vorgestellt und äußern sich durch vermehrte Kontrolle von Herd, Wasserhähnen, Licht, Elektrogeräten und Türschlössern. Wenn es Zwangsgedanken gibt, die zu neutralisieren sind, drehen sich diese meist um mögliche Schäden, die an dem Patienten selbst oder an anderen Personen verursacht werden können, etwa durch Einbruch oder ausbrechendes Feuer. Die Zwänge sind dabei nicht nur auf die eigenen vier Wände beschränkt: Auch Wege von der und zur Wohnung oder Arbeitsstelle werden von einigen Patienten wiederholt bewältigt. Die Sorge, dabei jemanden unbemerkt überfahren zu haben, findet sich hierbei häufig als Zwangsgedanke, den es zu neutralisieren gilt. Der Patient kann hier in eine Art Teufelskreislauf geraten, da er ja bei jeder weiteren Kontrollfahrt wieder potenziell jemanden hätte überfahren können.

Waschzwang

Waschzwänge sind ebenfalls sehr häufig anzutreffen und finden sich neben der Neutralisation von Kontaminationsgedanken auch häufiger im übertragenen Sinne, etwa dann, wenn sich die Gedanken des Betroffenen um Schuld oder Versündigung drehen. Durch das häufige Waschen der Hände oder des Körpers kann es in der Folge zu Hauterkrankungen kommen.

Zähl- und Rechenzwang

Das zwanghafte Aufsagen von Zahlenreihen wird **Zählzwang** genannt. Das Zählen dient meist als Neutralisator. Die Zahlenreihen haben durch ihre immer gleiche Abfolge eine beruhigende Wirkung. Der **Rechenzwang** geht in die gleiche Richtung, hierbei führt der Betroffene Rechenaufgaben durch.

Ordnungszwang

Ordnungszwänge sind weitverbreitet und finden sich auch bei vielen Menschen mit einer zwanghaften Persönlichkeitsstruktur. Symmetrien und die Gewissheit, dass alles am richtigen Platz ist, geben solchen Menschen Halt. Bestimmt kennen Sie derartige Verhaltensweisen von sich oder jemanden aus Ihrem Umfeld, sie sind sehr häufig zu finden: Bücher sortiert und mit den Buchrücken in einer Linie im Regal anordnen, Zeitschriften parallel zur Kante des Tisches ausrichten oder Stifte exakt parallel zueinander auf dem Schreibtisch liegen lassen. Der Ordnungszwang hat sich in den Köpfen von Laien als der Prototyp zwanghafter Verhaltensweisen etabliert, das zeigt auch ➤ Abb. 3.

Berührungszwang

Der **Berührungszwang äußert** sich bei Betroffenen dadurch, dass sie bestimmte Gegenstände beim Vorbeilaufen unbedingt berühren müssen. Tun sie das nicht, befürchten sie negative Konsequenzen, etwa in Form von Katastrophen oder Krankheit. Die Objekte sind dabei sehr vielfältig und können von Bäumen und Parkbänken über Autos bis hin zu Schaufenstern reichen. Je nach Häufigkeit der Objekte im Alltag des Betroffenen, nimmt dieser Zwang mehr oder weniger Zeit in Anspruch.

Wiederholungszwang

Wiederholungen finden sich bei vielen Zwangshandlungen. So muss derjenige, der an einem Kontrollzwang leidet, etwa mehrfach seine Tür abschließen, um auch wirklich sichergehen zu können. Gelegentlich finden sich solche Wiederholungen auch bei normalen Alltagstätigkeiten wieder, etwa wenn der Betroffene seine Socken mehrere Male an- und ausziehen muss, ehe er in der Lage ist, seine Schuhe anzuziehen und das Haus zu verlassen. Derartige Wiederholungszwänge werden meist als eigenständiges Symptom gewertet.

Analog zu den Zwangsgedanken kann sich eine Zwangshandlung prinzipiell auf nahezu jede Handlung erstrecken. Vom Drang, auf der Straße Hunde zu streicheln bis zum Drang, jedes Werbeplakat mit einem gemalten Schnurbart zu verzieren ist alles denkbar. Entscheidend ist nach den bereits besprochenen Definitionen, dass sich die Handlungen aufdrängen und von dem Betroffenen als etwas Unangenehmes erlebt werden. Häufig findet man in den Zwangshandlungen Aspekte der Neutralisation von Zwangsgedanken.

Grübelzwang

Die enge Verzahnung von Gedanken und Handlungen wird auch bei unserem abschließenden Beispiel deutlich: dem zwanghaften Nachversichern beim **Grübelzwang**. Hierbei stellen Patienten ihr eigenes Handeln und Können infrage und können sich meist schlecht von diesen Gedanken lösen. Sie grübeln und wälzen Gedanken hin und her ohne eine entsprechende Lösung zu finden. Dabei handelt es sich ebenfalls um ein Symptom, das auch bei vielen gesunden Menschen mit einer zwanghaften Persönlichkeitsstruktur vorkommt. Betroffene denken beispielsweise in weiteren Grübelschleifen darüber nach, ob sie jemanden in einem Gespräch verärgert haben könnten oder ob die E-Mail, die sie vor einigen Stunden abgesendet haben, missverständlich oder fehlerhaft gewesen sein könnte. Meist findet man hier sofort ein entsprechendes Symptom auf der Handlungsebene. Der Betroffene liest die E-Mail etwa noch einige Male durch oder schreibt dem Gesprächspartner eine SMS, um sich für seinen vermeintlich falschen Ton im Gespräch zu entschuldigen. Meist werden auch andere Personen mit in die Symptomatik einbezogen, weswegen ich den Begriff **zwanghaftes Nachversichern** sehr passend finde. Dies veranschaulicht der nachfolgende Dialog:

„Meinst du nicht, dass ich Herrn Müller vorhin im Meeting verärgert habe?"
„Nein, ich fand, du hast ihn überhaupt nicht verärgert!"
„Ja, okay, wenn du das sagst."
„Und was machst du am Wochenende?"
„Ich wollte eigentlich nach … bist du wirklich sicher, dass ich ihn nicht verärgert habe?"
„Ja, das habe ich dir doch schon gesagt!"
„Ich schreibe ihm lieber noch eine Nachricht dass, es mir leidtut …".

Kennen Sie solche Gespräche? Je nach Schwere der Symptomatik kann sich der Betroffene irgendwann von dem Gedanken lösen oder findet entsprechende Handlungen, um sich irgendwann vergewissert zu haben. Das Beispiel macht deutlich, wie wichtig es ist, die Charaktereigenschaften eines Menschen nicht als Krankheit zu interpretieren. Manche von uns lesen eine E-Mail eben drei Mal durch, ehe sie auf Senden klicken. Sofern das keine Einschränkung im Alltag bedeutet und man beispielsweise die ganze Nacht wach liegt, um dann doch noch einmal spät nachts ins Büro zu fahren, um die E-Mail zum mittlerweile dreißigsten Mal gründlich durchzulesen, ist doch alles in bester Ordnung. Die kleinen skurrilen Verhaltensweisen sind es doch auch, die einen Menschen erst liebenswürdig machen. Ob eine Erkrankung dahintersteckt, die behandelt werden sollte, das ist die wichtige Aufgabe der Diagnostik.

NUN SIND SIE GEFRAGT!

Dieses Kapitel hat Ihnen einen umfassenden Überblick über die Zwangsstörung und die einzelnen Inhalte von Zwangssymptomen gegeben. Versuchen Sie nun, die einzelnen Zwangssymptome anhand von Kriterien zu unterscheiden (Beispiel: Waschzwang = häufiges Händewaschen, meist im Sinne einer Neutralisation). Nutzen Sie dazu auch ➤ Abb. 4. Ziel dieser Übung ist, dass Sie Ihrem Partner, einem Freund oder Bekannten einen kurzen Vortrag über die verschiedenen Zwangssymptome geben können.

4

KAPITEL

5 Die Entstehung einer Zwangsstörung

Die Entstehung einer Zwangsstörung ist von vielen Faktoren abhängig. Man spricht in diesem Zusammenhang auch von einer **multifaktoriellen Ursache**. Damit ist klar: Den einen Auslöser für eine Zwangsstörung gibt es nicht, man muss immer den gesamten Patienten und sein Umfeld beachten.

Vererbung …

Das beginnt damit, dass im Diagnosegespräch nach bereits diagnostizierten Zwangsstörungen in der Familie gefragt wird. In der Tat ist die Wahrscheinlichkeit, selbst an einer Zwangsstörung zu erkranken, wesentlich höher, wenn beispielsweise die Eltern oder Großeltern ebenfalls daran erkrankt sind. Hierbei ist übrigens kein einzelner Gendefekt als Ursache zu finden, vielmehr scheinen viele verschiedene Gene eine Rolle zu spielen. Welche genau dies sind, das ist weiterhin Gegenstand aktueller Forschungen. Man kann jedoch sagen, dass durch **Vererbung** eine gewisse Verletzlichkeit, an einer Zwangsstörung zu erkranken, in der Familie weitergegeben wird. Sind beispielsweise sowohl Großmutter als auch Mutter als auch die Tante an einer Zwangsstörung erkrankt, resultiert das allein schon aufgrund ähnlicher Gene in einer höheren Verletzlichkeit für die Tochter.

Manchmal findet sich hier auch erst rückblickend eine mögliche Diagnose, die ein bis dahin lediglich als skurril eingestuftes Verhalten des Angehörigen erklärt. Häufig sind solche Zwangsrituale fester Bestandteil des Familienlebens geworden und nicht auf den ersten Blick erkennbar: Bei der Großmutter mussten etwa die Schuhe vor der Tür ausgezogen und entsprechende Hausschuhe getragen werden, diese durften aber nicht in Kontakt mit der „schmutzigen" Außenwelt geraten. In der Rückschau erinnert sich die Patientin an Konflikte mit der Großmutter, die sie als kleines Kind schimpfte, weil es „Schmutz" mit ins Haus gebracht habe, obwohl davon nichts zu sehen war.

… Erziehung und Sozialisation …

Neben der Tatsache, dass die besagte Patientin von ihrer Großmutter und ihrer Mutter eine entsprechende genetische Verletzlichkeit für Zwangsstörungen mit auf den Weg bekommen hat, spielt hier auch die **Erziehung und Sozialisation** der Patientin eine wichtige Rolle. Kinder lernen Verhalten anhand ihrer Erziehungspersonen, die als Vorbilder agieren. Die Großmutter hat ihre Tochter bereits zu zwanghaftem Verhalten erzogen und Werte wie Ordnung und Sauberkeit in einer Weise vermittelt, die Außenstehenden übertrieben erscheint. Die Mutter gibt diese Werte an ihre eigene Tochter weiter. In Familien mit Zwangsstörungen lässt sich häufig ein sehr kontrollierender und überbehütender Erziehungsstil ausmachen. Diese Erziehungsstile führen dann häufig zu unterbewussten Regeln **(Glaubenssätzen)**, die ebenfalls familiär weitergegeben werden: *„Man muss immer alles ordentlich und* *zu 100% perfekt machen.*" oder „*Das wichtigste im Leben ist Sicherheit und Verlässlichkeit.*" Sie können sich vorstellen, dass jemand, der jahrelang täglich von solchen Glaubenssätzen begleitet wurde, Schwierigkeiten entwickelt, wenn eben einmal nicht alles perfekt ist und er das Gegenteil seines Glaubenssatzes nur schwer aushalten kann. Glaubenssätze spielen im Übrigen eine sehr wichtige Rolle bei der Entstehung einer zwanghaften Persönlichkeitsstruktur.

NUN SIND SIE GEFRAGT!

Überprüfen Sie einmal Ihre eigenen Glaubenssätze. Vervollständigen Sie dazu die nachfolgenden Sätze:

- Man sollte immer ...
- Man darf keinesfalls ...
- Das wichtigste Gut im Leben ist ...
- Ich bin ...
- Das Leben ist vor allem ...
- Am meisten Halt gibt einem ...

Konnten Sie Ihre Glaubenssätze erkennen? Finden sich darunter vermehrt Sätze, die einem der folgenden Themengebiete entspringen: starkes Sicherheitsbedürfnis, Angst, die Kontrolle über etwas oder die eigenen Gedanken zu verlieren, Perfektionismus, Unbekanntes verursacht starke Unsicherheit oder Sorge um potenzielle Gefahren?

Wann haben Sie diese Glaubenssätze zum ersten Mal gehört? Von wem haben Sie diese Sätze das erste Mal gehört? Von Ihren Eltern, Lehrern oder anderen Menschen, die Sie in Ihrem Leben geprägt haben? Welche Glaubenssätze stammen von Ihnen selbst? Welche Ihrer Glaubenssätze haben Sie anderen Menschen weitergegeben?

Geben Sie diese Übung einem Freund oder einer Freundin. Er oder sie soll sie ebenfalls bearbeiten. Im Anschluss vergleichen Sie Ihre Ergebnisse. Bemerken Sie familiär bedingte Unterschiede? Gibt es Gemeinsamkeiten? Sind diese vielleicht durch Ihre gemeinsame Freundschaft bedingt?

... bilden eine Basis

Sie dürften im Zuge der zurückliegenden Übung bemerkt haben, wie entscheidend Erziehung und Sozialisation für die Entwicklung zwanghafter Gedanken sein können. Die Glaubenssätze sind das beste Beispiel dafür. Gemeinsam mit der genetischen Grundausstattung eines Menschen bilden Sie die Basis des multifaktoriellen Modells. Diese Basis ist gewissermaßen ein **Indikator für die Resistenz gegen psychische Erkrankungen**. Der eine ist durch viele Erkrankungen in der Familie und eine Sozialisation und Erziehung, die die Zwangsstörung begünstigen, anfälliger, selbst eine Zwangsstörung auszubilden. Der andere ist so resistent, dass er eher keine Zwangsstörung entwickeln wird.

Stress und Krisen kommen hinzu

Jede der individuell unterschiedlichen Resistenzen wird nun im Alltag mit **Stress und Lebenskrisen** konfrontiert. Eine solche Krise kann der Verlust eines Angehörigen oder ein traumatisches Ereignis wie ein Überfall oder eine Vergewaltigung sein. Krisen können sich jedoch auch als Folge eigentlich positiver Erlebnisse entwickeln, etwa die Geburt eines Kindes oder ein beruflicher Aufstieg. Gerade bei Menschen mit einer zwanghaften Persönlichkeitsstruktur kann eine Veränderung der Lebenssituation zu vermehrtem Stress führen und eine vorher bereits bestehende Veranlagung für eine Zwangsstörung symptomatisch werden lassen. Eine genaue Betrachtung der bisherigen Biografie eines Patienten ist deshalb unerlässlich und soll deswegen auch im Rahmen dieses Ratgebers nicht zu kurz kommen.

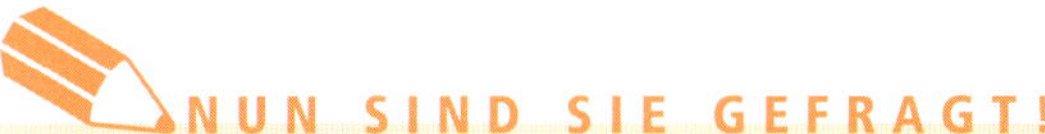

Zeichnen Sie Ihre Lebenslinie wie im Beispiel in ➢ Abb. 5 erläutert. Im oberen Bereich notieren Sie Ihre bisherigen positiven, im unteren entsprechend negative Erlebnisse. Versehen Sie jedes Erlebnis mit Ihrem Alter bzw. der Jahreszahl. Je schöner bzw. schlimmer ein Erlebnis war, desto weiter sollten Sie es oben bzw. unten eintragen. Denken Sie nun an den Beginn Ihrer zwanghaften Verhaltensweisen. Können Sie, wie im Beispiel dargestellt, eine schrittweise Zunahme der Symptome bemerken?

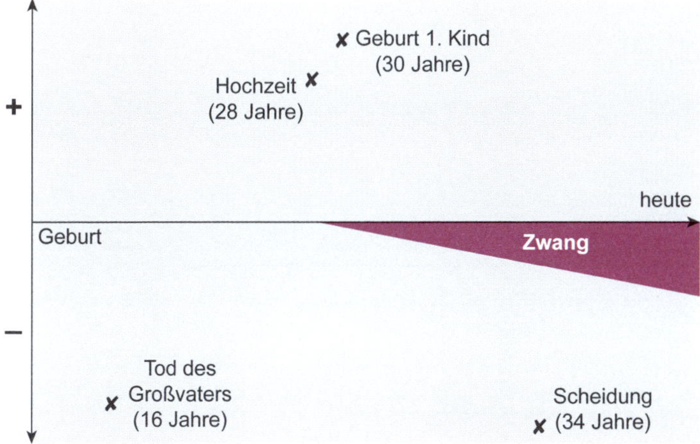

Abb. 5 Beispiel einer Lebenslinie

Wesentlich häufiger als Lebenskrisen sind wir alltäglichem **Stress** ausgesetzt. Dieses zentrale Thema wird später in ➢ Kapitel 24 noch einmal aufgegriffen und soll an dieser Stelle daher nur der Vollständigkeit halber erwähnt werden. Häufig entstehen Zwangsstörungen im Zuge einer vermehrten Stressbelastung, sei es durch Familie oder Beruf. Im Unterschied zu Lebenskrisen ist chronischer Stress oft nicht auf den ersten Blick zu sehen, zu fest ist er in das Alltagsleben des Betroffenen integriert.

Ein überlaufender Kochtopf

Die **Faktoren einer Zwangsstörung** lassen sich als Zutaten einer schmackhaften Suppe veranschaulichen. Unsere Gene, Erziehung und Sozialisation beeinflussen die Basis der Suppe. Sichtbar wird diese Basis zum Beispiel durch die Glaubenssätze aus der oben vorgestellten Übung. Stress und Krisen werden nun im jeweiligen Fall dazugegeben und können so den Topf zum Überlaufen bringen. Ein Mensch mit einer günstigen Genausstattung und Erziehung kann mehr Krisen und Stress in seinem persönlichen Topf aufneh-

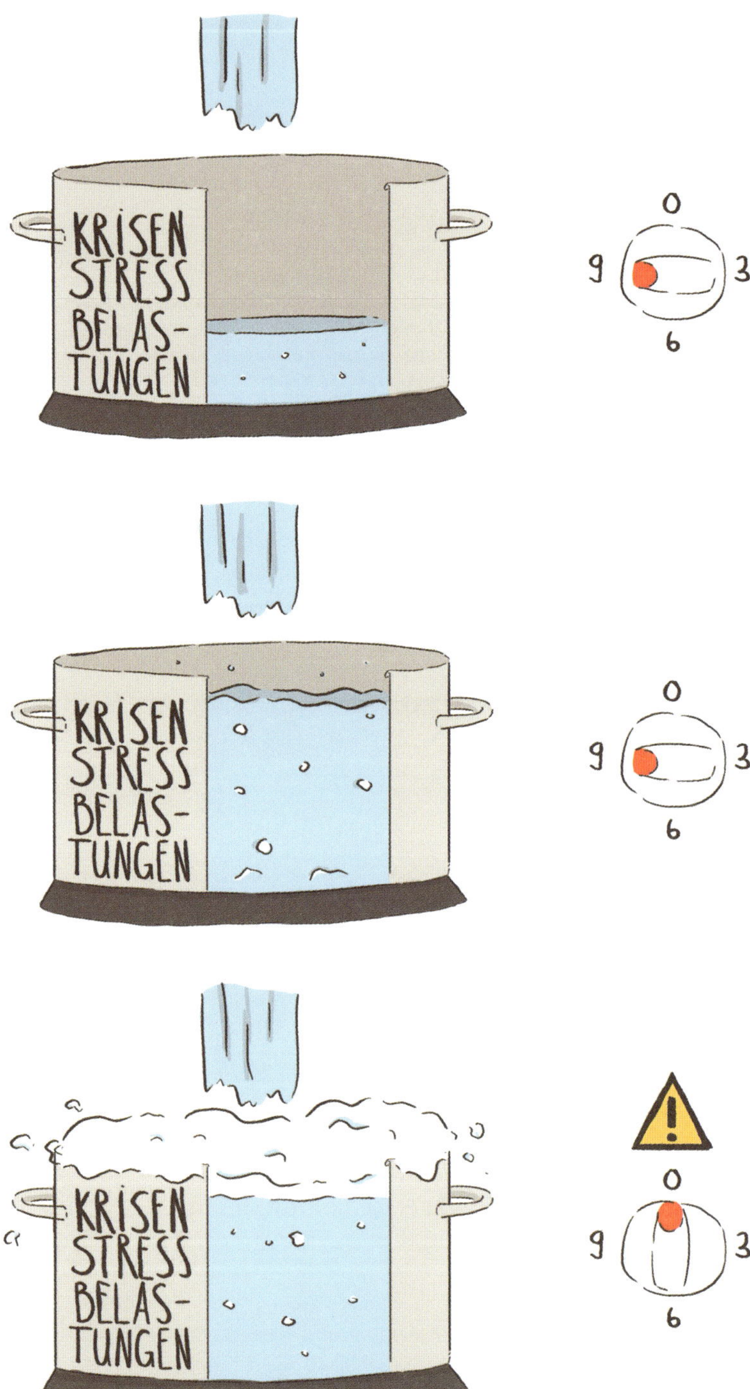

5

Abb. 6 Modell zur Entstehung einer Zwangsstörung

men, bei ihm kocht so schnell nichts über. Ein anderer Mensch hat von Natur aus eine hohe Veranlagung zu zwanghaftem Verhalten. Bei ihm bewirkt das Zufügen einer kleinen Menge Wasser bzw. Krise bereits ein Überkochen. Ihm bleibt nichts anderes übrig, als auf den Stress durch vermehrte Kontrolle zu reagieren. Er schaltet den Herd ab und kontrolliert dies noch einige Male, um ein weiteres Überkochen auf jeden Fall zu verhindern.

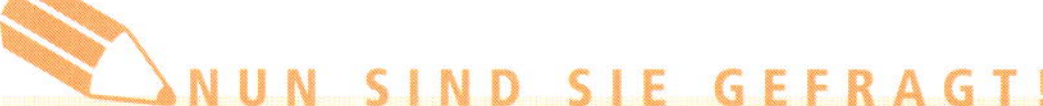

NUN SIND SIE GEFRAGT!

Versuchen Sie, das vorgestellte Modell zur Entstehung einer Zwangsstörung zu verstehen und jemandem anhand von ➤ Abb. 6 möglichst anschaulich darzustellen. Welche einzelnen „Zutaten" können eine Zwangsstörung bedingen? Wie sieht Ihr persönlicher „Kochtopf" aus?

KAPITEL

6 Teufelskreis Zwang

Die vorangegangenen Kapitel haben uns bereits einige Beispiele für Zwangssymptome gezeigt. Unabhängig davon, ob Sie selbst solche Symptome haben oder nicht, werden Sie mir bestimmt zustimmen, dass viele der geschilderten Beispiele skurril und teilweise auch unglaublich klingen. Zwangsstörungen scheinen auf den ersten Blick nicht nachvollziehbar, fast möchte man den hier geschilderten Beispielpatienten raten, sie mögen ihr „seltsames" Verhalten doch einfach sein lassen. Schließlich wissen sie ja selbst bereits, dass ihr Verhalten unsinnig und teilweise auch schädlich ist. Es fehlt ein allgemeines Erklärungsmodell, um die Zwangsstörung greifbarer zu machen. Ein Erklärungsmodell, das auch Laien bei anderen Erkrankungen haben. Jemand mit eine panischen Angst vor Spinnen mag auf den ersten Blick auch skurril erscheinen, wenn er laut schreiend den Raum verlässt, sobald er eine kleine Spinne entdeckt hat. Wir können dies aber irgendwie nachvollziehen. Vor irgendwas haben wir bestimmt auch Angst, das Gefühl ist uns bekannt. Uns ist klar, dass der Spinnenphobiker große Qualen erleidet, wenn er eine Spinne erblickt. Der Zwangspatient erscheint unnahbarer. Dabei haben **Zwänge** sehr viel mit **Ängsten** zu tun.

Ein Teufelskreis entsteht

Diese Gemeinsamkeiten sollen in diesem Kapitel nun noch genauer betrachtet werden. Man spricht dabei vom **Teufelskreis des Zwangs**. Teufelskreis deshalb, weil alle Strategien, die von dem Betroffenen angewandt werden, zwar zunächst Erleichterung verschaffen, da sie Ängste abbauen, langfristig jedoch Zwangssymptome aufrechterhalten.

Ein typisches Beispiel

Lassen Sie uns dazu ein **typisches Beispiel** ansehen: Unsere Beispielpatientin hasst nichts so sehr, wie das U-Bahn-Fahren. Das Problem ist nicht die U-Bahn an sich, sondern die Tatsache, dass dort viele gefährliche Krankheitserreger lauern: Haltestangen, Türknöpfe, selbst die Sitzflächen sind voll von Bakterien, Viren und anderem „Schmutz". Misstrauisch beäugt sie einsteigende Personen, wirft einen prüfenden Blick auf deren hygienischen Zustand. Das Problem dabei: Die Keime werden auch über die Luft übertragen und wenn beispielsweise ein Obdachloser in der Bahn nach Geld fragt, dann ist innerhalb von Sekunden der gesamte Wagen verseucht. Kontaktflächen meidet die Beispielpatientin in jedem Fall, wenn keiner an der Haltestelle ein- oder aussteigt wartet sie eben auf die nächste Bahn. Nie im Leben würde sie den Knopf für die Türöffnung betätigen. Dann hätte sie wahrscheinlich sofort HIV, eine Pilzinfektion oder Ähnliches. Aber auch durch den Luftkontakt fühlt sie sich verseucht. Bei jeder Gelegenheit wäscht sie sich deswegen die Hände und das Gesicht. Gründlich natürlich, nach einem festen Ritual. Für den Notfall hat sie immer Desinfektionsmittel in der Handtasche dabei, aber das hilft nur kurzfristig. Wenn sie tagsüber U-Bahn fahren muss oder sich in ähnlichen Situationen beschmutzt hat, dann hilft ihr am Abend nur eine „große Reinigung“, wie sie es nennt. Von oben nach unten wäscht sie insgesamt dreimal ihren kompletten Körper, nutzt dabei auch Putzmittel, da die normalen Seifen nicht helfen. Mit einer vorher abgekochten Bürste schrubbt sie gründlich ihren Körper, dreimal jede Stelle. Von dem häufigen Waschen und den Reinigungsmitteln hat sie bereits deutliche Probleme mit ihrer Haut. Unsere Beispielpatientin entgegnet auf Nachfrage, dass sie natürlich wisse, dass ihr Verhalten unsinnig und schädlich sei, sie könne aber nicht anders. Schließlich sei die U-Bahn nun einmal ein schmutziger Ort und sie wisse sich nicht anders zu helfen.

Einstieg in den Teufelskreis

Der **Einstieg in den Teufelskreis des Zwangs** ist ein Gedanke. Zu keinem Zeitpunkt besteht eine objektivierbare Gefahr für unsere Beispielpatientin. Wir sind uns doch einig, dass eine U-Bahn vielleicht kein hygienisch steriler, aber auf keinen Fall ein lebensbedrohlicher Ort ist, oder? Gedanken können in unserem Gehirn mächtige Lawinen lostreten. In diesem Fall kommt die Patientin durch den ersten Gedanken zu dem für sie unumstößlichen Schluss, dass die Keime in der U-Bahn ihr entweder eine schwere Krankheit oder gar den Tod bescheren könnten. Denken, Fühlen und Handeln, die zentralen Funktionselemente unseres Gehirns, stehen in wechselseitiger Beziehung zueinander und können sich gegenseitig bedingen und verstärken. Der Gedanke unserer Beispielpatientin sorgt also ganz automatisch für ein sehr starkes Gefühl – das der **Angst**. Diese hat eine wichtige Funktion in unserem Körper. Sie tritt immer dann auf, wenn wir uns bedroht fühlen, und sichert unser Überleben. Dabei ist es aber völlig unerheblich, ob die Ursache für die Angst eine reale Bedrohung darstellt oder nicht. Die Bankangestellte aus unserem Beispiel zu Beginn, die mit einer Waffe bedroht wird, hat Angst. Ein schizophrener Patient, der befürchtet von Aliens entführt zu werden, hat Angst.

Angst kann auch Anspannung bedeuten

Gerade Zwangspatienten haben, je nach zugrunde liegender Zwangssymptomatik, Schwierigkeiten, **den Begriff Angst** für sich anzunehmen. Manche Zwangsgedanken erzeugen in Betroffenen tatsächlich ein greifbares Gefühl von Angst, andere berichten eher von **einer diffusen Anspannung**. Da sich die Anspannung letztlich einem Angstgefühl unterordnen lässt, greife ich im Folgenden häufig auf diesen Begriff zurück. Zur besseren Lesbarkeit verzichte ich nachfolgend teilweise auf die gemeinsame Nennung beider Gefühlszustände. Angst kann dann in Ihrem Fall auch lediglich Anspannung bedeuten.

Aufrechterhaltung des Teufelskreises

Unsere Beispielpatientin jedenfalls hat große Angst, sich tatsächlich einen gefährlichen Krankheitserreger einzufangen. Um die Angst zu kontrollieren, greift sie deshalb zu einem nachvollziehbaren Schritt: Sie wäscht sich die Hände und bemerkt daraufhin ein Absinken der Angst und der Anspannung. Was der Spinnenphobiker als Vermeidungsverhalten in Form von Weglaufen zeigt, das zeigt der Zwangspatient in Form seiner **Zwangshandlung**. Das Waschen beruhigt ungemein, alle Krankheitserreger sind nun definitiv verschwunden, er ist außer Gefahr, er braucht keine Angst mehr zu haben. Das Problem bei einem solchen Verhalten: Durch das Nachlassen der Angst be-

BEIM NÄCHSTEN MAL
GEFÜHL
ANGST IST NICHT MEHR VORHANDEN, ICH FÜHLE MICH RUHIG UND SICHER.
GEDANKE
IN DER U-BAHN SIND GEFÄHRLICHE KRANKHEITSERREGER.
HANDLUNG
WASCHEN REDUZIERT DIE ANGST, WEIL ES EINE ÜBERTRAGUNG VERHINDERN KANN.
GEDANKE
ICH WERDE KRANK WERDEN ODER GAR DARAN STERBEN.
GEFÜHL
ANGST

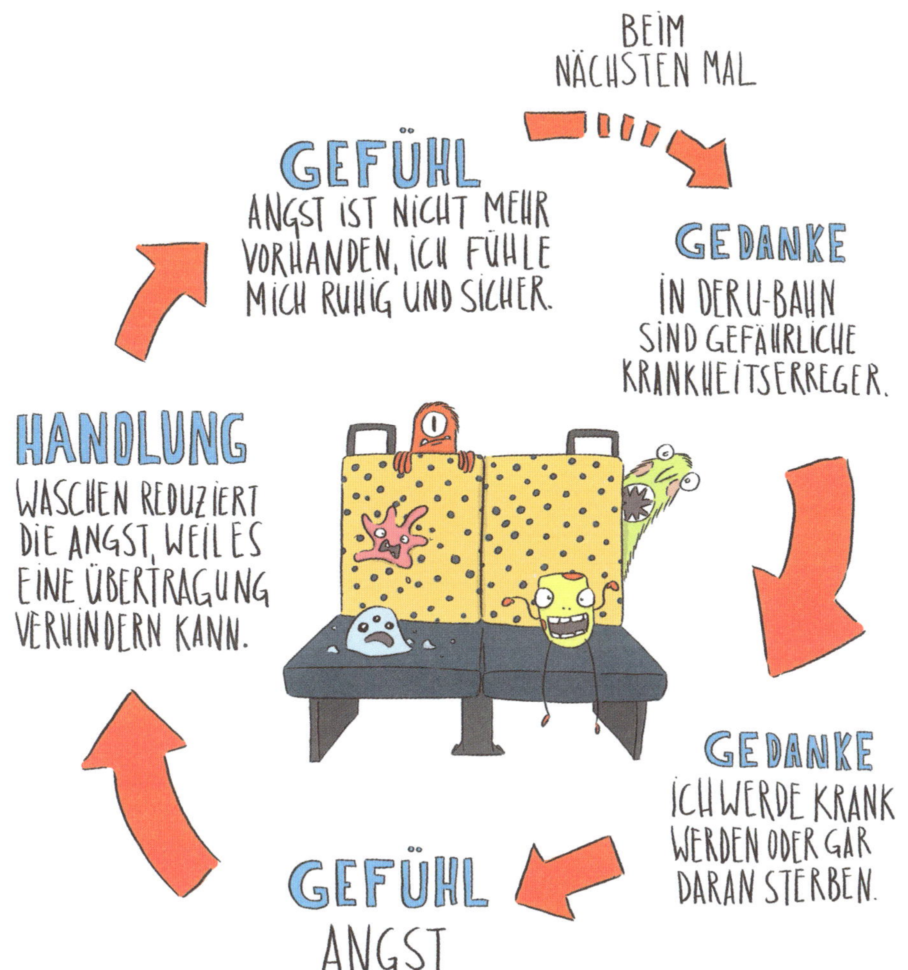

Abb. 7 Teufelskreis Zwang (modifiziert nach: C. Oelkers, M. Hautzinger. Zwangsstörungen: Kognitiv-verhaltenstherapeutisches Behandlungsmanual. Beltz. 2013)

kommt das Gehirn gewissermaßen eine kleine Belohnung. Es lernt: Das Waschen war das einzig Richtige in dieser Situation. In der nächsten Situation wird sich das Gehirn deswegen gar nicht erst lange damit beschäftigen, den Gedanken zu hinterfragen. Es hat ja gelernt, dass sich die Angst ganz einfach durch Waschen beseitigen lässt, und wird diesen Weg ganz automatisch wieder einschlagen.

Ständige Wiederholungen …

Häufig wird die **Symptomatik** im Lauf der Erkrankung durch die Wiederholungen der Zwangshandlung **immer schwerwiegender**. Die Beispielspatientin hat sich beim ersten Mal vermutlich nicht mit Putzmitteln gewaschen, da taten es noch Wasser und Seife. Aber irgendwann kam in ihr der Gedanke auf, dass das nicht reichen könnte, und sie begann nach vermeintlich wirksameren Methoden zu suchen. Auch wenn die Patientin also eigentlich weiß, dass ihr Verhalten unsinnig ist, wird sie es wieder und wieder anwenden. Wendet sie es nämlich nicht an, so wird sie mit einem starken Angstgefühl und großer Anspannung konfrontiert.

… führen zum Verlust von Lebensqualität

Und dieses Gefühl wird sie auf jeden Fall vermeiden wollen. Stück für Stück nimmt sie so den **Verlust von Lebensqualität** in Kauf. Ihre Zwangssymptome stehlen ihr freie Zeit, Spontaneität und schädigen ihre Haut. Das alles ist ihr bewusst und dennoch kommt sie nicht gegen das starke Gefühl der Angst an. Spätestens zu diesem Zeitpunkt würde man der Patientin dringend eine psychotherapeutische Behandlung empfehlen. Auch dieser Ratgeber kann ihr helfen. Sie kann lernen, gegen die Zwänge anzukämpfen und ohne sie auszukommen. Das wird nicht leicht und erfordert einige Anstrengung. Den Teufelskreis zu durchbrechen aber kann am Ende ein Leben ohne Zwang bedeuten.

NUN SIND SIE GEFRAGT!

Erstellen Sie nun anhand eines persönlichen Beispiels Ihren eigenen Teufelskreis des Zwangs. Wählen Sie dazu nach Lektüre der vorhergehenden Kapitel eine Situation aus, in der Sie ein vergleichbares zwanghaftes Verhalten bzw. zwanghafte Gedanken gezeigt haben. Untersuchen Sie die Situation auf Gedanken wie sie typischerweise zu Beginn des Teufelskreises auftreten. Versuchen Sie, sich erneut in das Gefühl der Angst hineinzudenken. Welche Zwangshandlungen wurden von Ihnen eingesetzt? Was half noch, die Anspannung zu reduzieren? Können Sie die Nachteile von Zwangssymptomen bereits an Ihrem eigenen Beispiel erkennen? Nutzten Sie ➤ Abb. 7 als Vorlage.

KAPITEL

7 Wie Zwänge Gefühle, Gedanken und Handlungen bestimmen

In ➤ Kapitel 6 haben Sie anhand des Teufelskreises bereits gelernt, dass bei der **Aufrechterhaltung von Zwängen** Gedanken, Gefühle und Handlungen eine große Rolle spielen. Sie haben anhand des Beispiels aus der U-Bahn bereits feststellen können, wie sich diese zentralen Funktionselemente unseres Gehirns im Falle der Aufrechterhaltung eines Zwangs gegenseitig beeinflussen und verstärken. Insbesondere der starke Gedanke, an den Keimen in der U-Bahn versterben zu können, hat die Beispielpatientin zu ihren Zwangshandlungen getrieben. Dieses Kapitel wird sich mit den Hintergründen für die Aufrechterhaltung von Zwängen beschäftigen und noch einmal deutlich machen, dass es sich dabei um falsch erlernte Verhaltensweisen handelt. An diesem Punkt setzt die Verhaltenstherapie an, die diesem Ratgeber zugrunde liegt: Sie korrigiert fehlerhafte Verhaltensweisen und setzt an deren Stelle gesunde Verhaltensweisen.

Um das erreichen zu können ist es notwendig, dass Sie sich noch einmal intensiv mit den Vorgängen des Denkens, des Fühlens und des Handelns auseinandersetzen. Ist es Ihnen schwergefallen, bei der Übung im vorangegangenen Kapitel Gefühle, Gedanken und Handlungen zu benennen? Insbesondere die **Trennung von Gefühlen und Gedanken** fällt den meisten Menschen sehr schwer. Ein Umstand den ich in Therapiestunden häufig feststellen muss. Ich versuche dann immer, meine Patienten zu beruhigen, indem ich Ihnen sage, dass wahrscheinlich nur ein einsam in den Bergen lebender buddhistischer Mönch nach Jahren der Meditation sofort Gefühle von Gedanken trennen kann. Wir Normalsterblichen müssen uns da leider etwas anstrengen.

Ein Beispiel

Nehmen wir ein **klassisches Beispiel**: Wir ertappen unseren Partner im scheinbar zu vertrauten Gespräch mit dem anderen Geschlecht und reagieren, indem wir ihm oder ihr auf der Party unser Getränk ins Gesicht schütten. Haben Sie ein entsprechendes Bild vor Augen? Gut, dann lassen Sie uns einmal sehen, welche Gefühle, Gedanken und Handlungen wir erkennen können (➤ Tab. 1):

Tab. 1 Gefühl – Gedanke – Handlung I

Gefühl	Gedanke	Handlung
Ich fühle mich sauer	Du Schwein!	Getränk ins Gesicht schütten

Das richtige Gefühl beschreiben

Das **Problem**: Das Gefühl „sauer“ gibt es nicht, ebenso das Gefühl „gut“ oder „schlecht“. All diese Gefühle enthalten bereits Bewertungen und geben daher bestimmte Handlungen vor. Wir werden uns in einem eigenen Kapitel noch ausführlich mit Gefühlen beschäftigen. Daher sei an dieser Stelle lediglich gesagt, dass in diesem Beispiel wohl eher das Gefühl Eifersucht eine Rolle spielt. Eifersucht hat auch immer etwas mit uns selbst zu tun. Eifersucht beschreibt die Angst, dass jemand einem nicht genügend Liebe entgegenbringt.

Einen neuen Gedanken fassen

Eifersucht führt uns also zu dem Gedanken, ob der Partner hier gerade wirklich mit jemand anderem flirtet oder ob das Problem nicht bei uns liegt. Der Gedanke *„Du Schwein!"* weicht also eher der Frage: *„Warum löst diese Situation in mir gerade das Gefühl von Eifersucht aus? Flirtet er wirklich oder fühle ich mich heute nur unwohl und überbewerte eine eigentlich neutrale Situation etwas?"* Das ist ein langer Gedanke aber entscheidend ist die Änderung des Satzzeichens am Ende. Aus dem feststehenden Ausrufezeichen ist ein Fragezeichen geworden. Wir haben den Partner hier nicht in einer wirklich eindeutigen Situation erwischt, er ist lediglich in ein Gespräch vertieft. Wir sollten die Situation klären und nicht vorschnell handeln.

Zu einer neuen Handlung kommen

Und schon erscheint die **Handlung**, ihm ein Getränk ins Gesicht zu schütten, etwas unangebracht. Wenn wir uns irren und das Problem wirklich bei uns selbst liegt, dann würden wir ziemlich dumm dastehen. Also entscheiden wir uns für eine andere Handlung. Wir könnten das Gespräch unterbrechen, uns vom Partner vorstellen lassen, um den Status der anderen Person erfragen, und unseren Partner nach dem Gespräch auf unser Gefühl der Eifersucht ansprechen. Unsere **Neubewertung der Situation** würde entsprechend so aussehen (➤ Tab. 2):

Tab. 2 Gefühl – Gedanke – Handlung II

Gefühl	Gedanke	Handlung
Eifersucht	Warum löst diese Situation in mir gerade das Gefühl von Eifersucht aus? Flirtet er/sie wirklich oder fühle ich mich heute nur unwohl und überbewerte eine eigentlich neutrale Situation etwas?	In das Gespräch miteinbeziehen lassen, vorstellen, den Partner im Anschluss auf das Gefühl der Eifersucht ansprechen

Ich nutze dieses konstruierte Beispiel sehr gerne, um meinen Patienten klarzumachen, dass wohl niemand von uns in jeder schwierigen Situation so besonnen und verhaltenstherapeutisch orientiert handelt. Um **Zwangssymptome** erfolgreich therapieren zu können, müssen Sie jedoch lernen, das Denken und Handeln auch in Situationen mit Zwangssymptomen analysieren zu können. Bleiben wir deshalb beim Beispiel aus ➤ Kapitel 6: Der U-Bahnfahrt.

Tab. 3 Gefühl – Gedanke – Handlung III

Gefühl	Gedanke	Handlung
Angst	In der U-Bahn sind gefährliche Krankheitserreger und ich werde daran sterben	Hände waschen

NUN SIND SIE GEFRAGT!

Lesen Sie erneut die kurze Schilderung der Patientin aus ➤ Kapitel 6 und trennen Sie im Anschluss Gefühl, Gedanke und Handlung voneinander. Nutzen Sie dazu eine Tabelle wie im Beispiel mit der Eifersucht. Sieht Ihre Tabelle auch so ähnlich aus (➤ Tab. 3)?

Anpassung der Tabelle

Wir müssen nun noch etwas umstellen, um dem Ablauf eines Zwangsgedankens gerecht zu werden. Dazu müssen wir den Auslöser hinzunehmen und den Gedanken vor das Gefühl setzen, da dieser meist zuerst vorhanden ist. In der Gefühlsspalte beschreiben die Patienten fast immer die Variante eines Angstgefühls, weswegen wir dieses in Zukunft näher beschreiben wollen. Auf die Besonderheit mancher Patienten, das Gefühl Angst nicht annehmen zu können und eher von Anspannung zu sprechen, wurde bereits in ➤ Kapitel 6 hingewiesen. Manch einer empfindet beispielsweise auch nur das Gefühl von Ekel. Um dieser Heterogenität gerecht zu werden, wählen wir vereinfacht den Oberbegriff „Angstgefühl", um darunter möglichst detailliert Gefühle aufzulisten. Obwohl terminologisch nicht ganz korrekt, können Sie dort also auch Anspannung und Ekel notieren. Letztlich schwebt die Angst meist unbewusst über allem. Dabei wollen wir auch körperliche Symptome miteinbeziehen. Diese körperlichen Symptome sind eigentlich harmlose Phänomene, wie sie im Rahmen einer Anspannungsreaktion ganz natürlich auftreten und mit der Anpassung des Körpers an die Angst zu tun haben. Symptome wie Zittern oder Herzrasen können jedoch falsch interpretiert werden und das Angstgefühl verstärken. Mehr dazu lesen Sie in ➤ Kapitel 15. Die Tabelle sieht nun so aus (➤ Tab. 4):

Tab. 4 Auslöser – Gedanke – Angstgefühl – Handlung I

Auslöser	Gedanke	Angstgefühl	Handlung
U-Bahn	In der U-Bahn sind gefährliche Krankheitserreger und ich werde daran sterben	Unruhe, Anspannung, Gefühl der Enge, Zittern	Hände waschen

NUN SIND SIE GEFRAGT!

Versuchen Sie nun, Ihre eigenen Zwangssymptome in Form dieser Tabelle aufzuschreiben. Greifen Sie dazu auf einen möglichst konkreten Auslöser zurück.

Auslöser und Handlung passen sich an

Auslöser und Handlung werden sich natürlich der jeweiligen Situation anpassen, ebenso die Gedanken, auch wenn diese meist in mehreren Situationen anzutreffen sind. Die Tabelle, die vor Ihnen liegt, beschreibt nun also den aktuellen Zustand. Mit anderen Worten: Immer dann, wenn Sie auf den beschriebenen Auslöser treffen, wird sich durch die Verknüpfung der Funktionselemente Ihres Gehirns das beschrieben Programm abspielen. Jeder Versuch, von diesem Pfad abzuweichen, führt zu mehr Angst und Anspannung, die wiederum dazu führen werden, dass Sie erneut in Ihre Verhaltensweisen

Analysieren, lernen und …

zurückfallen werden. Der in ➢ Kapitel 6 beschriebene Teufelskreis nimmt seinen Lauf. Übertragen Sie das Beispiel nun auf die Eifersuchtsszene auf der Party. Wäre es nicht schrecklich, wenn Sie immer so reagieren würden und als Handlung immer eifrig Getränke auf der Abendgarderobe Ihres Partners verteilen würden? Durch genaue Analyse der Situation haben Sie es im Fall der Party bereits geschafft, am Ende anders zu handeln.

… Resultate erzielen

Im Verlauf dieses Ratgebers werden Sie alle **Funktionsebenen überprüfen.** Sie werden mit Gedanken, Gefühlen und Handlungen arbeiten. Sie werden Angst- und Anspannungsgefühle analysieren und lernen müssen, diese auszuhalten. Dazu kann es hilfreich sein eine sogenannte „Wunschtabelle" zu formulieren. Diese beschreibt wie die Situation ablaufen würde, wenn es keinerlei Zwangssymptomatik gäbe. Im Falle der Patientin würde diese wie folgt aussehen (➢ Tab. 5):

Eine Wunschtabelle

Tab. 5 Auslöser – Gedanke – Angstgefühl – Handlung II

Auslöser	Gedanke	Angstgefühl	Handlung
U-Bahn	Ich fahre einfach gerne U-Bahn, es ist so praktisch	Keines	Keine

Um ein solches **Resultat** zu erzielen, muss man sich klarmachen, dass dies einiger Übung bedarf. Den Auslöser wollen wir nicht wegnehmen, dann könnten Sie nie wieder U-Bahn fahren. Gefühle können Sie auch nicht ohne Weiteres beeinflussen. Aber Sie können auf der gedanklichen Ebene und auf der Handlungsebene arbeiten. Durch die Verknüpfung miteinander werden alle Funktionselemente des Gehirns beeinflusst. Eine solche Wunschtabelle muss also kein Wunsch bleiben. Lassen Sie sich im restlichen Teil dieses Ratgebers darauf ein.

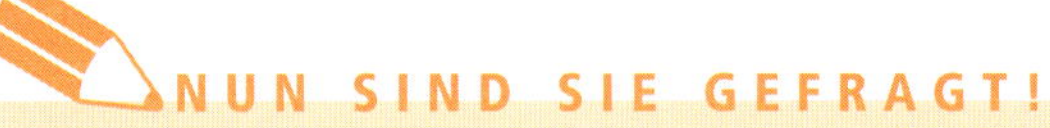

Formulieren Sie als Gegenentwurf zu Ihrer eben erstellten Tabelle eine entsprechende Wunschtabelle.

KAPITEL

8 Die psychotherapeutische Behandlung von Zwangsstörungen

Psychotherapie und Psychotherapeut

Die Psychotherapie ist die **wichtigste Säule im Behandlungskonzept** einer Zwangsstörung und der zwanghaften Persönlichkeitsstörung. Auch Menschen mit einer zwanghaften Persönlichkeitsstruktur können von psychotherapeutischen Übungen profitieren. In der Regel ist jedoch keine vollständige Psychotherapie indiziert. Wie bereits in ➢ Kapitel 3 erwähnt, finden Menschen mit einer zwanghaften Persönlichkeitsstörung eher selten von sich aus den Weg zum Therapeuten, hier fehlt es oft an der Einsicht, krank zu sein. Der Schwerpunkt dieses Kapitels liegt deswegen auf der psychotherapeutischen Behandlung von Zwangsstörungen. Hierbei kann auch eine medikamentöse Behandlung sinnvoll werden, diese ist aber immer als unterstützende Maßnahme zu sehen. Die **Psychotherapie** hingegen ist bei allen Zwangsstörungen **dringend zu empfehlen**. Nur mit ihrer Hilfe kann auch langfristig eine Verbesserung der Symptome erreicht werden. Psychotherapie bezeichnet dabei all jene Verfahren, die mittels Gesprächen und entsprechenden Techniken zur Besserung einer psychischen Erkrankung führen. In Deutschland werden die meisten Psychotherapien von niedergelassenen **Psychotherapeuten** durchgeführt. Ein solcher Psychotherapeut hat meist Psychologie studiert und dann eine entsprechende Ausbildung zum Psychotherapeuten absolviert. Einige Therapeuten haben einen ärztlichen Hintergrund. Sie haben zunächst Medizin studiert und anschließend die Ausbildung zum Psychotherapeuten absolviert. Das Feld der Psychotherapie ist dabei nicht auf den ambulanten Bereich beschränkt, auch in Kliniken gibt es Psychotherapeuten. Hier wird meist eine begleitende Psychotherapie angeboten, zum Beispiel im Rahmen einer stationären Behandlung. Psychotherapeuten finden sich auch in Beratungsstellen und sonstigen sozialen Einrichtungen. Die typische Psychotherapie in Form wöchentlicher Termine über einen längeren Zeitraum ist im ambulanten Bereich beheimatet. In der Regel übernehmen die Krankenkassen nach einem entsprechenden Antrag, der vom Therapeuten gestellt wird, die Kosten einer solchen Behandlung. Es gibt viele verschiedene Therapieverfahren, wobei ich Ihnen nachfolgend die wichtigsten vorstellen möchte.

8.1 Kognitive Verhaltenstherapie

Veränderung von Verhalten

Die **kognitive Verhaltenstherapie** ist heutzutage als das Standardverfahren zur Behandlung von Zwangsstörungen anzusehen. Ihre Wirksamkeit entfaltet sie vor allem durch die sogenannten **Expositionsbehandlungen**. Im Rahmen solcher Expositionen übt der Patient, Situationen, die für ihn schwierig sind, auszuhalten, ohne sein Zwangsverhalten anzuwenden. Die Verhaltenstherapie begreift Zwangshandlungen als gelerntes Fehlverhalten und bearbeitet Gedanken, Gefühle und Verhaltensweisen. Durch die konsequente Anwendung von gesundem Verhalten treten die Zwangshandlungen in den Hintergrund und verlieren im Verlauf an Bedeutung. Der Zusatz kognitive Verhaltenstherapie besagt, dass sich diese Veränderungen auch abseits der Handlungsebene in der gedanklichen Ebene zeigen.

Psychoedukation: Aufklärung über die Erkrankung

Dieses Buch hat ebenfalls ein verhaltenstherapeutisches Konzept. Die einzelnen Kapitel spiegeln dabei den Umfang einer solchen Therapie wider: Es geht um Aufklärung über die Erkrankung, wie beispielsweise das Erkennen einer Zwangshandlung als Neutralisator von Angst und Anspannung. Dies bezeichnet man als **Psychoedukation**, also der Förderung des Verstehens einer Erkrankung. Weiterhin geht es um den Umgang mit Gedanken und Gefühlen und letztlich um das Ablegen von Zwangshandlungen und die Korrektur von Zwangsgedanken. Dazu muss der Betroffene vor allem konsequent üben, um zu merken, dass diese neuen Gedanken und Verhaltensweisen für seine psychische Gesundheit vorteilhafter sind als die alten, krank machenden.
Durch die Lektüre dieses Ratgebers können Betroffene hoffentlich bereits erste Veränderungen bemerken und diese im Rahmen einer Psychotherapie aufgreifen. Haben Sie den Mut sich entsprechende Hilfe zu holen, wenn Sie diese benötigen sollten!

Die Verhaltenstherapie ist dabei nicht auf Einzelsitzungen beschränkt: Es gibt mittlerweile einige Gruppenangebote für Zwangspatienten. Meist sind die Gruppen an spezielle Institute oder Zwangsambulanzen angeschlossen. Während man in der **Einzeltherapie** mit Unterstützung des Therapeuten seiner Erkrankung allein gegenüber tritt, fasst die **Gruppentherapie** mehrere Zwangspatienten zusammen. Die Einzeltherapie ist natürlich intimer und bietet mehr Raum für die Probleme des Betroffenen, dafür fehlt das gemeinschaftliche Erleben in der Gruppe. Meist ist zu Beginn der Behandlung eine Einzeltherapie sinnvoller, um die Erkrankung in Ruhe diagnostizieren und individuelle Schwerpunkte ausmachen zu können. Im Verlauf kann der Wechsel in eine Gruppe jedoch aus mehreren Gründen sinnvoll sein: Zum einen lässt sich gerade bei einer Zwangsstörung viel von Gleichgesinnten erlernen, zum anderen hat die Gruppe auch eine stützende Funktion, hilft bei der Umsetzung der Expositionsziele und schult die soziale Fertigkeiten der Teilnehmer.

8.2 Tiefenpsychologie und Psychoanalyse

Ursachen in der Kindheit finden

Während die Verhaltenstherapie eine recht junge Wissenschaft ist, hat die **Tiefenpsychologie** eine lange Historie. Ähnlich wie bei der Verhaltenstherapie gilt die Grundannahme, dass Zwänge häufig eingesetzt werden, um Angstsymptome abzubauen. Während die Verhaltenstherapie die Ursache für Zwänge jedoch eher im gegenwärtigen Kontext sucht, orientiert sich die

Tiefenpsychologie auf zurückliegende Konflikte in der Lebensgeschichte. Viele Patienten assoziieren mit diesem Therapieverfahren das Sinnbild für Psychotherapie schlechthin: Man legt sich beim Therapeuten auf die Couch. Dieses Verfahren bezeichnet man als **Psychoanalyse**. Dabei handelt es sich um eine Therapieform, in der mithilfe der Übertragung von Gefühlen auf den Therapeuten versucht wird, verdrängte Gefühle wahrzunehmen und so deren gegenwärtige negative Auswirkungen (zum Beispiel in Form von Zwangssymptomen) zu beseitigen. Diese von dem bekannten Psychotherapeuten Sigmund Freud entwickelte Therapie hat heutzutage an Bedeutung verloren, weil es sich um eine **sehr langwierige Therapieform** handelt und man Effekte oft erst nach Monaten oder Jahren bemerkt. Aus diesem Grund bevorzugen einige eine tiefenpsychologisch fundierte Psychotherapie, in der sich psychoanalytische Elemente wiederfinden. Diese Form der Psychotherapie arbeitet mit aktuellen Problemfeldern und ist zeitlich verkürzt.

Verfechter der Tiefenpsychologie und Psychoanalyse kritisieren an der Verhaltenstherapie die ihrer Ansicht nach zu geringe Beachtung der Ursachen einer Erkrankung. Häufig finden sich bei Zwangspatienten in der Tat Auffälligkeiten in frühester Kindheit, etwa bei der Sauberkeitserziehung. Teilweise lassen sich sehr gut tiefenpsychologische Modelle für die Entstehung einer Zwangsstörung ableiten, etwa dass sexuelle Zwangsgedanken Ausdrucksformen eines unbewussten Triebverhaltens sind.

Aufgrund der praktischeren Anwendbarkeit beruft sich dieses Buch nachfolgend jedoch überwiegend auf verhaltenstherapeutische Konzepte. Es gibt immer wieder wissenschaftliche Diskussionen darüber, welche Therapieform denn nun die wirkungsvollere sei. Häufig hat man dabei das Gefühl, dass sich die beiden Therapieformen gegenseitig ausschließen. Einen Kompromiss stellt die nachfolgend dargestellte Schematherapie (➤ Kapitel 8.3) oder die klinische Hypnose (➤ Kapitel 9.2) dar.

8.3 Schematherapie

Suche nach Schemata

Die **Schematherapie** ist eine Weiterentwicklung verhaltenstherapeutischer Therapieverfahren. Hier finden sich sowohl verhaltenstherapeutische Elemente, wie die Expositionen, aber auch tiefenpsychologische Methoden, wie die Aufarbeitung entwicklungspsychologisch bedeutsamer Schritte. Die Schematherapie sucht nach erlernten Grundschemata, also sich wiederholenden Verhaltensweisen, die die seelische Gesundheit vordergründig aufrechterhalten, meist jedoch schädlich sind. Solche Verhaltensweisen finden sich etwa in den bereits in ➤ Kapitel 5 beschriebenen Glaubenssätzen wieder, etwa darin, schon seit der Kindheit immer alles möglichst perfekt machen zu wollen. Die zentrale Frage kann dann lauten, warum der Patient ein solches Verhalten zeigt und welche Vor- und Nachteile es ihm bringt. Die Schematherapie sucht nach Ursachen in der früheren Lebensgeschichte und bietet, ganz verhaltenstherapeutisch, alternative Verhaltensweisen an. Ein Schwerpunkt im Indikationsspektrum der Schematherapie sind Persönlichkeitsstörungen, weswegen sie sich beispielsweise sehr gut dazu eignet, eine zwanghafte Persönlichkeitsstörung zu behandeln. Ansätze der Schematherapie lassen sich meiner Erfahrung nach aber auch hervorragend in eine eigentliche verhaltenstherapeutisch basierte Behandlung einer Zwangsstörung integrieren.

Eine **ambulante Psychotherapie** sollte in jedem Fall frühzeitig vereinbart werden, da Patienten mitunter mit langen Wartezeiten rechnen müssen. In der Regel kommt der Patient zur wöchentlichen Therapiestunde in die Praxis des Psychotherapeuten. Die Krankenversicherungen übernehmen zunächst die Kosten für die ersten Stunden. Dann stellt der Psychotherapeut einen Antrag auf Fortsetzung der Behandlung und weitere Kostenerstattung durch die Krankenkasse. Im Allgemeinen gibt es hier bei Zwangsstörungen keine Schwierigkeiten. Je nach Schwere der Symptomatik sind im Durchschnitt 25 bis 50 Therapiestunden notwendig, sodass die meisten Therapien etwa 6 Monate oder länger in Anspruch nehmen. Das gilt für verhaltenstherapeutische Verfahren, tiefenpsychologische Therapieverfahren benötigen meist wesentlich mehr Zeit.

Ablauf einer Psychotherapie

Der **Ablauf** einer solchen Psychotherapie ist **individuell verschieden** und unterscheidet sich von Therapeut zu Therapeut. Am Anfang der Behandlung steht aber, sofern noch nicht anderweitig erfolgt, eine **diagnostische Abk**lärung der Symptomatik. Wenn klar ist, an welcher Symptomatik der Patient genau leidet, wird die Behandlung entsprechend den individuellen Bedürfnissen geplant. Der eine Patient braucht mehr Aufklärung über seine Erkrankung, beim anderen stehen vermehrt Übungen zur Bewältigung von Zwangssymptomen an und ein dritter Patient benötigt den Schwerpunkt auf der Überprüfung von Gedanken. Auch das **Ziel des Patienten** wird definiert, zum Beispiel den Kontrollzwang abzulegen um somit wieder pünktlicher Termine wahrnehmen zu können. Entscheidend ist hier die Mitarbeit des Patienten, schließlich soll dieser das Gelernte im Alltag auch nach Abschluss der Psychotherapie weiterhin allein umsetzen. Zu diesem Zweck sind üblicherweise bereits während der Psychotherapie **regelmäßige Hausaufgaben** zu erledigen.

Dieser Ratgeber vermittelt einen umfassenden Überblick darüber, was Sie im Rahmen einer Psychotherapie erwartet.

NUN SIND SIE GEFRAGT!

- Haben Sie bereits Erfahrungen mit Psychotherapie gemacht oder kennen Sie Erfahrungen anderer?
- Wie waren Ihre bisherigen Vorstellungen von Psychotherapie?
- Welche neuen Informationen konnten Sie aus diesem Kapitel mitnehmen?

KAPITEL

9 Zusätzliche Therapieverfahren

Neben Psychotherapietechniken kommen bei der Behandlung von Zwangsstörungen auch zusätzliche Therapieverfahren zum Einsatz, die wir in diesem Kapitel näher betrachten wollen. Die zusätzlichen Verfahren spielen neben der primären Psychotherapie zunehmend eine wichtige Rolle.

9.1 Ergänzende Therapieverfahren

Kunst-, Musik-, Ergo- und Entspannungstherapie

Auf **ergänzende Therapieverfahren** trifft man vor allem im Rahmen einer klinischen oder tagesklinischen Behandlung. Sie greifen bestimmte Aspekte der primären Psychotherapie auf und führen diese auf einer anderen Ebene fort. Einem Patienten, der beispielsweise Schwierigkeiten damit hat, seine Zwangsgedanken zu formulieren, hilft womöglich die **Kunsttherapie** beim Ausdrücken seines Innersten. Weitere ergänzende Therapieverfahren sind beispielsweise die **Ergotherapie**, die **Entspannungstherapie** oder die **Musiktherapie**. In der Ergotherapie sind handwerkliche Aspekte gefragt. Hier geht es um Kreativität und das Erlernen von Selbstwirksamkeit. Die Musiktherapie arbeitet mit Emotionen und der Wahrnehmung von Gefühlen. Entspannungsverfahren zur Stressreduktion haben einen sehr hohen Stellenwert und werden deshalb in einem eigenen Kapitel (➤ Kapitel 25) noch ausführlicher dargestellt.

9.2 Hypnose

Klinische vs. Show-Hypnose

Wenn man Patienten vorschlägt, mit Ihnen eine **Hypnose** durchzuführen kommen fast immer Einwände. Der Grund dafür ist recht einfach auszumachen: Fast jeder stellt sich unter Hypnose das vor, was wir aus dem Fernsehen oder von fragwürdigen Hypnoseveranstaltungen kennen. Da werden Menschen zum Beispiel willenlos gemacht und dazu gezwungen wie ein Huhn zu gackern. Mit einem Hypnotiseur verbindet man meist unheimliche Charaktere mit stechendem Blick, die einen mit einem Fingerschnippen bewusstlos zu Boden gleiten lassen können. Mit klinischer Hypnose hat das rein gar nichts zu tun. Ein solcher Show-Hypnotiseur hat keine therapeutische Ausbildung und viele seiner vermeintlichen Hypnosen entpuppen sich als simple Tricks.

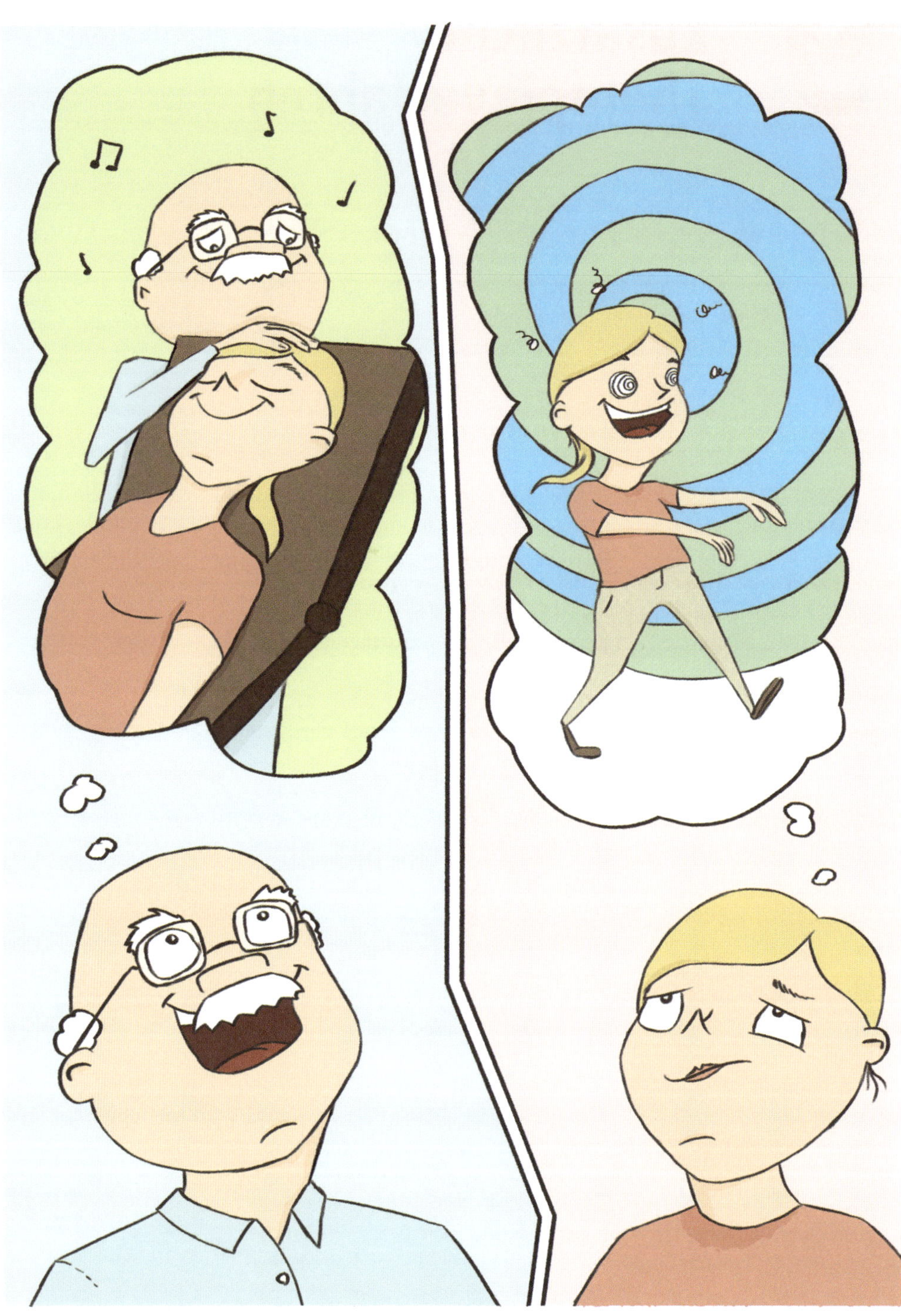

Abb. 8 Klinische Hypnose – Realität und Vorstellung

Klinische Hypnose nutzt Tiefenentspannung

Als **klinische Hypnose** hingegen bezeichnet man eine anerkannte Form der Psychotherapie. Wer sie durchführen will, muss die entsprechende Ausbildung zum Therapeuten für Hypnotherapie absolvieren und darf erst dann Patienten mittels Hypnose behandeln. Zur besseren Abgrenzung gegenüber der Show-Hypnose hat sich der Begriff der klinischen Hypnose etabliert. Bei der klinischen Hypnose werden die Patienten mithilfe spezieller Techniken in einen Zustand tiefer Entspannung versetzt. So tief eine solche Entspannung auch sein mag, mit einer Bewusstlosigkeit, die einige Patienten befürchten, hat das nichts zu tun. Es ist vielmehr eine sehr erholsame Entspannung, wie nach einem langen Schlaf, allerdings mit einem Gehirn, das auf Hochtouren läuft. Wie klinische Hypnose funktioniert, muss man wirklich selbst einmal erlebt haben. Während der Entspannung hören die Patienten überwiegend den Anweisungen des Hypnotherapeuten zu, gelegentlich antworten sie auch auf Fragen des Therapeuten. Die Beantwortung erfolgt bei vollem Bewusstsein. Es geht bei der klinischen Hypnose also nicht darum, dem Patienten irgendwelche Geheimnisse zu entlocken, wie manch einer bislang annehmen mag (➤ Abb. 8).

Therapeutische Bearbeitung der Zwangsstörung

Vielmehr ist es im Rahmen dieser tiefen Entspannung nun möglich, therapeutisch mit den Patienten zu arbeiten und beispielsweise Verhaltensänderungen zu bewirken. An dieser Stelle hat die klinische Hypnose sehr viele **verhaltenstherapeutische Elemente**. Man kann eine solche hypnotische Entspannung aber auch dazu nutzen, zurückliegende Konflikte mit dem Patienten zu bearbeiten und nach möglichen Ursachen einer Zwangsstörung zu suchen. An dieser Stelle zeigen sich einige **Elemente der Tiefenpsychologie**.

Hypnotherapie arbeitet mit Suggestionen

Doch **wie wirkt Hypnose** nun eigentlich genau? Nach einer immer tiefer werdenden Entspannung beginnt der Hypnotherapeut mit der eigentlichen Arbeit am Patienten. Dazu macht er sich **Suggestionen** zunutze. Dabei handelt es sich um Mechanismen der Informationsübertragung in unserem Gehirn. Das entscheidende dabei: Diese Übertragungen geschehen automatisch und führen in der Folge zu einer ebenfalls automatisch ablaufenden Handlung. Um es etwas anschaulicher zu machen, lassen Sie uns über ein Beispiel von Suggestion sprechen, dass wir vermutlich alle kennen: Wer hat sich nicht schon dabei erwischt? Vor einer wichtigen Prüfung dreht man unruhig seine Runden und sprichet sich dabei laut Mut zu. „Du schaffst das schon, ganz ruhig!". Diesen Satz wiederholen man dann so oft, bis man tatsächlich etwas ruhiger wird. Wenn man so will, ist diese Verhaltensweise eine Art Selbsthypnose. Durch das ständige Wiederholen des Satzes entsteht eine Suggestion. Das für das Hören zuständige Gehirnareal meldet nun nämlich ganz automatisch an das übrige Nervensystem: „Ich bekomme hier andauernd den Hinweis, ruhiger zu sein. Jetzt sei halt wirklich einmal ruhiger!" Und tatsächlich: Manch einer kann sich durch ein solches Verhalten etwas beruhigen und die Prüfung entspannter angehen.

Suggestionen beeinflussen das autonome Nervensystem

Es besteht also eine Verknüpfung zwischen dem Nervensystem für äußere Sinnesreize und dem eigentlich automatisch gesteuerten Nervensystem das für Aufgeregtheit verantwortlich ist. Durch Suggestionen kann dieses Nervensystem beeinflusst werden, obwohl bewusst kein Zugriff darauf möglich ist. Das Beispiel schildert natürlich eine recht schwache Form der Suggestion, sollte jedoch verdeutlichen, welcher Mechanismus bei einer wesentlich stärkeren klinischen Hypnose wirkt. Im Rahmen der therapeutischen Arbeit können so mittels Suggestionen zum Beispiel **Verhaltensänderungen trainiert werden**. Die Fähigkeit, sich auf Suggestionen einzulassen, ist von Mensch zu Mensch unterschiedlich. Generell kann jedoch gesagt werden, dass man mit den meisten Menschen sehr gut hypnotherapeutisch arbeiten kann.

Fallbeispiel

Abschließend soll das Verfahren an einem **exemplarischen Fall** verdeutlicht werden. Zwangshandlungen entstehen häufig, um Angst und Anspannung abzubauen. Ein Patient mit Kontrollzwang befürchtet etwa, dass in seine Wohnung eingebrochen wird, wenn er nicht wiederholt die Tür kontrolliert und mehrmals auf- und zuschließt. Im Rahmen einer Hypnose ist es möglich, die Befürchtungen des Patienten Schritt für Schritt gedanklich durchzugehen. Man bespricht und analysiert seine Sorgen. Die therapeutische Wirkung wird dabei über Suggestionen vermittelt. Durch die gleichzeitige Entspannung und das gedankliche Hineinbegeben in die angstmachende Situation wird der Patient im Verlauf der Therapie seine Ängste und in der Folge auch seine Zwangshandlungen abbauen. Im Rahmen eines sogenannten **posthypnotischen Auftrags**, also einer Handlungsanweisung für den Patienten nach der Hypnose, wird dem Patient suggeriert, die Tür beim nächsten Mal nur einmal abzuschließen. Das therapeutische Vorgehen unterscheidet sich hier nicht wesentlich von einer Expositionsbehandlung, fällt manchen Patienten aber zunächst leichter, da sie in der Hypnose einen tiefen Entspannungszustand erleben. Gerade bei schweren Zwangsstörungen ist dieser Zustrand ein ungemein tolles Erlebnis für den Patienten.

Hypnotherapie ist bei unterschiedlichen Fragestellungen effektiv

Die Behandlung von Zwangsstörungen mittels klinischer Hypnose kann also eine sehr wirksame Therapieform sein. Meiner Erfahrung nach funktioniert sie bei den meisten Patienten sehr gut, wobei es natürlich entscheidend ist, wie sehr sich der Betroffene darauf einlassen kann. Ich empfehle daher, es ruhig einmal auf einen Versuch ankommen zu lassen. Hypnose kann bei vielen anderen Erkrankungen sehr effektiv sein, etwa bei Angsterkrankungen oder bei der Raucherentwöhnung. In jedem Fall sollte ein ausgebildeter Hypnotherapeut entscheiden, ob eine Hypnose bei Ihrer Art der Zwangsstörung geeignet ist.

Ich habe gute Erfahrungen mit Hypnosebehandlung als zusätzlichem Verfahren im Rahmen einer Verhaltenstherapie gemacht, es gibt auch Kollegen die auf Hypnose allein setzen. Und nicht verzagen, wenn Sie im Rahmen der Hypnosebehandlung nicht alle Ziele umsetzen können. Allein als Entspannungsverfahren ist die klinische Hypnose bereits sehr effektiv. Für einen Zwangspatienten ist es ein unbeschreibliches Gefühl, einmal für eineige Zeit nicht alles kontrollieren zu müssen.

9.3 Soziales Kompetenztraining

Soziale Interaktionen trainieren

Die ➤ Kapitel 27 und ➤ Kapitel 28 widmen sich ausführlich einem wichtigen Baustein in der Therapie von Zwangsstörungen: dem **sozialen Kompetenztraining**. Wir Menschen sind hoch soziale Wesen und lernen soziale Interaktionen bereits ab dem Zeitpunkt, wenn wir auf die Welt kommen. Es ist ganz klar, dass eine Erkrankung wie die Zwangsstörung, die den Lebensalltag teilweise derart beeinträchtigt, auch starke Auswirkungen auf die sozialen Interaktionen des Patienten hat. So stehen Zwangshandlungen oft einer Partnerschaft im Weg oder führen im Verlauf zu Schwierigkeiten im Freundes- und Bekanntenkreis. Im sozialen Kompetenztraining erlernen Zwangspatienten solche Interaktionen wieder, um sie dann im Alltag anwenden zu können.

9.4 Spezielle Therapieverfahren

Gewisse Besonderheiten in der Symptomatik eines Patienten, der an einer Zwangsstörung leidet, benötigen teilweise weitergehende Therapieverfahren. Diese sind meist an spezielle Kliniken oder Ambulanzen zur Behandlung von Zwangsstörungen gekoppelt und daher nicht jedem Therapeuten vertraut. Infolgedessen kommen sie nur bei wenigen Zwangspatienten und **bei besonderer Indikation** zum Einsatz. Zwei weitere Techniken sollen der Vollständigkeit halber nachfolgend dennoch kurz angesprochen werden.

Assoziationsspaltung und …

Die **Assoziationsspaltung** ist eine Technik, die an der Hamburger Universitätsklinik entwickelt wurde und sicherlich einem breiteren Spektrum an Patienten zukünftig nutzen kann. Mithilfe dieser Technik können Zwangsgedanken durch das Üben positiver Assoziationen eliminiert werden. Das Therapiemanual[1] steht für Interessierte unter http://clinical-neuropsychology.de/manual_assoziationsspaltung_deutsch.html zur Verfügung.

inferenzbasierter Ansatz

Der **inferenzbasierte Ansatz** kann bei Zwangsgedanken, die schwierig zu therapieren sind, sinnvoll sein. Hierbei werden die Zwangsgedanken unter dem Gesichtspunkt zuvor bestehender Zweifel bearbeitet.[2]

Die beiden vorangegangenen Kapitel haben einen sehr guten Überblick über die verschiedenen Behandlungsmöglichkeiten einer Zangsstörung gegeben. In der Auflistung fehlen einige extrem selten angewandte Verfahren wie die

[1] S. Moritz, L. Jelinek: Universitätsklinikum Hamburg-Eppendorf, Assoziationsspaltung – Leitfaden zur Reduktion von Zwangsgedanken. VanHam Campus Verlag. 2007.

[2] K. O'Connor, W. Ecker, M. Lahoud, S. Roberts: Der inferenzbasierte Ansatz bei Zwangsstörungen. Verhaltenstherapie 2012. (22): 47–55.

neurochirurgische Implantation eines Hirnschrittmachers, die Tiefenstimulation des Gehirns oder einige weiterführende Therapieverfahren. Sie alle zu erwähnen würde den Rahmen dieses Ratgebers sprengen. Die meisten Patienten kommen mit der primären Psychotherapie (meist kognitive Verhaltenstherapie, tiefenpsychologische Verfahren oder Schematherapie) und den entsprechenden ergänzenden Therapieverfahren sehr gut zurecht und können im Verlauf ein **Leben frei von Zwängen** leben.

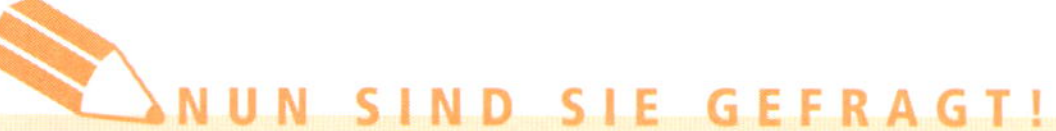

Ergänzen Sie Ihre Aufzeichnungen aus dem letzten Kapitel um die neuen Informationen über die zusätzlichen Therapieverfahren. Welche kannten Sie bereits? Welche sind Ihnen völlig neu? Welche Therapieverfahren würden Sie in Anspruch nehmen?

KAPITEL

10 Die medikamentöse Behandlung von Zwangsstörungen

Eine individuelle Entscheidung

Die **medikamentöse Behandlung** von Zwangsstörungen kann die Psychotherapie unterstützen und den Patienten bei starken Symptomen überhaupt erst dazu befähigen, die Therapie umsetzen zu können. Die Entscheidung für oder gegen den Einsatz von Medikamenten ist immer eine **individuelle Entscheidung**. Sie sollte in jedem Fall gemeinsam vom Patienten und einem Arzt, der in der Therapie von psychischen Erkrankungen erfahren ist, idealerweise einem Psychiater, getroffen werden. Entscheidend ist, wie stark der Betroffene in seinem Alltag eingeschränkt ist und inwieweit sich die Zwangssymptome auf seinen Alltag auswirken. Wichtig sind auch mögliche **psychische Begleiterkrankungen**: Da Zwangspatienten häufiger unter einer gleichzeitigen Depression oder Angsterkrankung leiden, sollte hier bei Behandlungsbedürftigkeit gleich auf mehrere Erkrankungen Einfluss genommen werden.

Eine generelle Indikation für die medikamentöse Behandlung einer zwanghaften Persönlichkeitsstörung gibt es nicht. Eine zwanghafte Persönlichkeitsstruktur allein sollte nicht Anlass für den Einsatz von Medikamenten sein. Es liegt schließlich keine behandlungsbedürftige Erkrankung vor. Dennoch sollten auch hier mögliche Begleiterkrankungen berücksichtigt werden.

Einsatz von Antidepressiva

Zur Behandlung von Zwangsstörungen werden meist **Antidepressiva** verordnet. Das sind Medikamente, die auch bei der Behandlung von Depressionen zum Einsatz kommen. Sie haben neben der stimmungsaufhellenden Wirkung den Vorteil, dass sie auch auf Zwangssymptome und Ängste wirken und deren Stärke verringern. Zudem können Sie den Betroffenen mehr Antrieb geben, was sich ebenfalls positiv auf die Umsetzung der Psychotherapie auswirkt.

Botenstoff Serotonin

Es gibt verschiedene Präparate, wobei bei Zwangsstörungen nahezu ausschließlich sogenannte **selektive Serotonin-Rückaufnahme-Hemmstoffe (SSRI)** eingesetzt werden. Diese Bezeichnung resultiert aus der Wirkweise des Medikaments: **Selektiv** bedeutet zunächst, dass möglichst nur die erwünschte Wirkung erzielt wird. Diese Wirkung bezieht sich konkret auf einen Botenstoff in unserem Gehirn, das **Serotonin**. Serotonin ist einer der Botenstoffe, die eine wichtige Rolle bei der Übertragung von Informationen zwischen Nervenzellen spielen. **Rückaufnahme-Hemmstoff** (RI, englisch: Reuptake Inhibitor) bezeichnet die genaue Wirkung des Medikaments. Rückaufnahme beschreibt einen Stoffwechselschritt, in dem Nervenzellen aktuell nicht benötigtes Serotonin in einem Recyclingsystem wiederverwerten. Eine Hemmung dieses Stoffwechselschritts führt zu einer besseren Verfügbarkeit von Serotonin. Dadurch wirkt das Präparat „doppelt“: sowohl gegen Depressionen, Anspannung und Ängste als auch gegen Zwangssymptome. Die am häufigsten verordneten SSRI sind Citalopram, Sertralin und Fluoxetin.

Weitere Möglichkeiten der Beeinflussung von Botenstoffen

Es gibt eine ganze Reihe von weiteren antidepressiven Medikamenten: Die sogenannten **Serotonin-Noradrenalin-Rückaufnahme-Hemmstoffe (SNRI)** sind den SSRI ähnlich. Sie wirken zusätzlich auf den Botenstoff Noradrenalin und sind in der Depressionsbehandlung bei bestimmten Konstellationen wirkungsvoller als SSRI. Für Zwangsstörungen trifft das jedoch nicht zu: Hier gibt es keinen messbaren Unterschied zwischen SSRI und SNRI[1]. Die sogenannten **trizyklischen Antidepressiva (TZA)** hingegen waren die ersten zugelassenen Antidepressiva. Sie wirken nicht selektiv und beeinflussen daher gleich mehrere Botenstoffe. Das führt bei einigen Patienten leider auch zu mehr Nebenwirkungen. In der Behandlung von Zwangsstörungen spielen sie heutzutage daher eine untergeordnete Rolle. Zudem können sie nicht eingesetzt werden, wenn körperliche Erkrankungen wie beispielsweise Herzerkrankungen vorliegen.

Die Beispiele machen es deutlich: Nicht jedes Medikament ist für jeden Patienten gleichermaßen geeignet. Es gilt vor allem, den Nutzen einer Behandlung mit möglichen Nebenwirkungen und Risiken abzuwägen. ➤ Kapitel 11 setzt sich ausführlich mit dieser Thematik auseinander.

Die meisten **Antidepressiva** steigern den Antrieb. Sie werden daher in der Regel einmal täglich am Morgen eingenommen. Einige wenige Antidepressiva machen hingegen müde und sollten entsprechend am Abend eingenommen werden. Bei der Therapie von Zwangsstörungen kommen müde machende Antidepressiva jedoch meist nicht zum Einsatz. Eine Ausnahme stellen **Kombinationstherapien** dar, bei denen beispielsweise das müde machende Antidepressivum Mirtazapin[2] zum Einsatz kommt. Solche Kombinationstherapien sind jedoch nur in bestimmen Fällen erwägenswert, da sich aus dem Zusammenspiel von zwei Medikamenten neue Risiken ergeben können. In der Regel bleibt man deshalb bei einem einzelnen Medikament. Dieses ist vorzugsweise ein Antidepressivum aus der Gruppe der SSRI. Ihr Arzt kann Sie beraten, welches Präparat am besten geeignet ist. Mit ihm sollten Sie auch ausführlich besprechen, ob in Ihrem Fall eine medikamentöse Behandlung überhaupt sinnvoll ist.

„Beruhigungsmittel": Benzodiazepine

Der Einsatz von **Benzodiazepinen** im Volksmund häufig als **„Beruhigungsmittel"** bezeichnet, kann den Erfolg der Psychotherapie gefährden. Benzodiazepine kommen normalerweise bei der Behandlung von Anspannungszuständen oder akuten psychischen Krisen zum Einsatz, werden jedoch manch-

[1] N.J. Phelps, M.E. Cates: The role of venlafaxine in the treatment of obsessive-compulsive disorder. Ann Pharmacother. 2005. 39(1): 136–140.

[2] S. Pallanti, L. Quercioli, M. Bruscoli: Response acceleration with mirtazapine augmentation of citalopram in obsessive-compulsive disorder patients without comorbid depression: a pilot study. J Clin Psychiatry. 2004. 65(10).1394–1399.

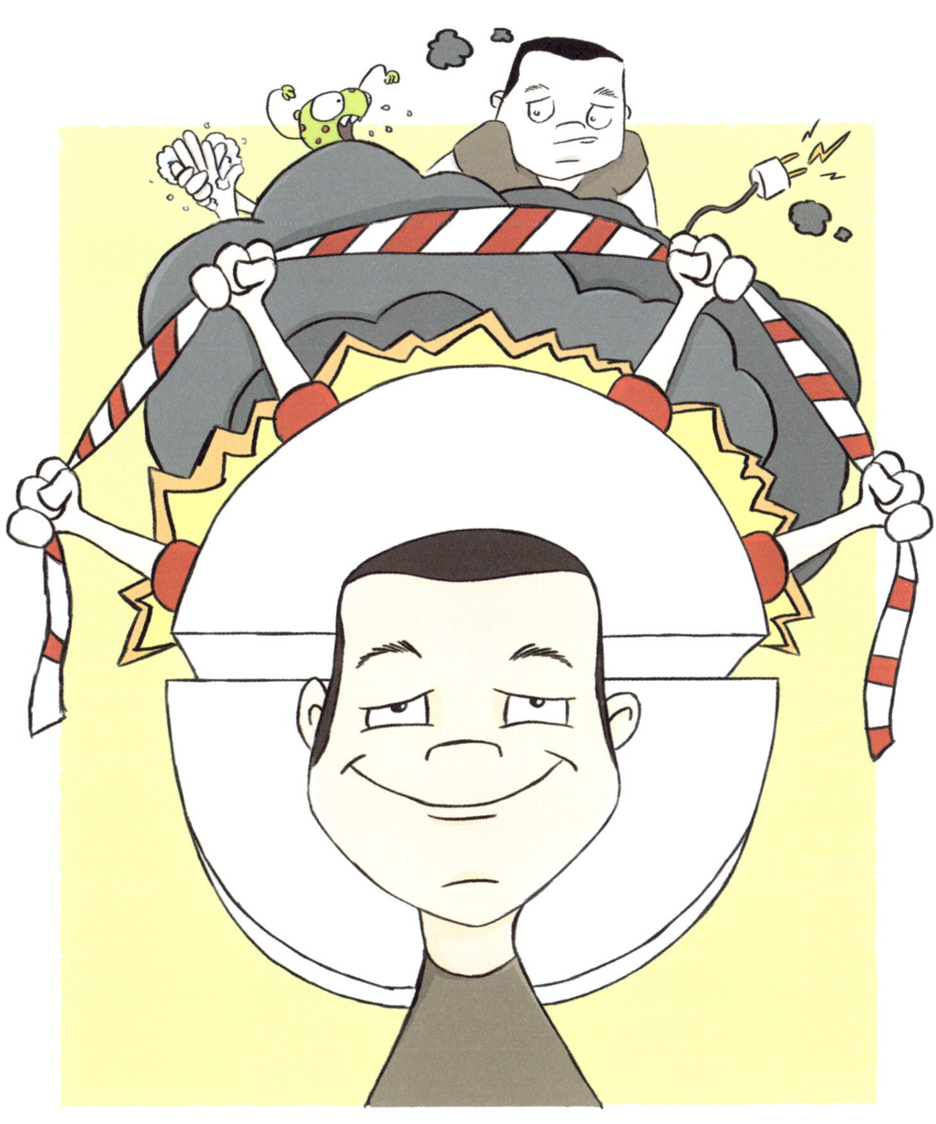

Abb. 9 Die Notfalltablette – eine trügerische Ruhe

mal auch missbräuchlich eingenommen. Benzodiazepine wirken angstlösend, beruhigend und schlaffördernd. Sie verstärken die Wirkung des Botenstoffs Gamma-Amino-Buttersäure (GABA) im Gehirn. GABA wirkt auf Nervenzellen beruhigend und baut Erregung ab. In der Psychiatrie werden Benzodiazepine immer dann eingesetzt, wenn Anspannungszustände und Ängste einen Patienten völlig im Griff haben. Das kann zum Beispiel im Falle einer akuten Lebensmüdigkeit sein oder wenn der betreffende Patient sehr aggressiv ist. Es kann also auch im Rahmen einer Zwangsstörung mit begleitender Depression oder Angsterkrankung vorübergehend notwendig sein, solche Medikamente einzusetzen, etwa um starke Angstzustände zu durchbrechen. Benzodiazepine sind jedoch aus mehreren Gründen **nicht für eine Dauertherapie geeignet**. Zum einen beheben Benzodiazepine nicht die Ursache des Symptoms. Sie wirken dämpfend und machen einen Anspannungszustand erträglicher, können jedoch auf keinen Fall eine Psychotherapie oder die medikamentöse Behandlung mit einem Antidepressivum ersetzen. Des Weiteren beeinträchtigen Benzodiazepine die Fahrtüchtigkeit (vergleichbar mit Alkohol). Außerdem sollte man nach der Einnahme keine gefährlichen Maschinen bedienen.

Achtung: Suchtrisiko!

Zum anderen führt die längerfristige Einnahme von Benzodiazepinen zur **Entwicklung einer Abhängigkeit**. Sie sind deshalb ausschließlich für den kurzzeitigen Einsatz ausgelegt. Innerhalb dieses kurzzeitigen Gebrauchs sind sie sehr wirkungsvoll und gerade im akuten Fall eine mitunter notwendige Behandlungsstrategie. Zum Beispiel dann, wenn die Wirkung der Antidepressiva noch nicht eingesetzt hat, der Betroffene aber weiterhin einen sehr hohen Leidensdruck hat. Abwandlungen von Benzodiazepinen findet man auch als Wirkstoff bei einigen Schlaftabletten.

Benzodiazepine können den Erfolg einer Psychotherapie gefährden

Richtig eingesetzt sind Benzodiazepine gute und auch notwendige Medikamente. Ein Zwangspatient, der sehr angespannt und ängstlich in der Psychotherapie sitzt, wird von einer kurzfristigen Behandlung mit Benzodiazepinen profitieren. Diese ermöglichen es ihm, sich überhaupt erst auf die Therapie einzulassen. Die Behandlung sollte aber immer hinsichtlich ihrer Notwendigkeit überprüft werden und zeitlich limitiert sein, um einer Abhängigkeit vorzubeugen.

Bei Zwangspatienten ist es zudem empfehlenswert, **das Thema Abhängigkeit** auch in der Psychotherapie aufzugreifen, vor allem die Problematik der **„Notfalltablette“**, die manche Patienten gerne ständig bei sich tragen (➤ Abb. 9): Kommt die Anspannung, hilft die Tablette, die Symptome zu lindern. Das Problem dabei: Das Benzodiazepin wird dadurch zu einem Mittel der Vermeidung. Anstatt sich der Anspannung entgegenzustellen und so den Teufelskreis zu durchbrechen, bietet die simple Einnahme einer Tablette einen viel leichteren Alternativweg. Vollkommen nachvollziehbar, dass sich viele Zwangspatienten für den vermeintlich leichteren Weg entscheiden. Allerdings ändert die Einnahme der Tablette auf lange Sicht nichts an den zugrunde liegenden Zwängen.

Vor der **weiterführenden psychotherapeutischen Behandlung** einer Zwangsstörung müssen Benzodiazepine unbedingt schrittweise abgesetzt werden. Im Rahmen der Psychotherapie soll der Betroffene ja gerade lernen, die aufkommenden unangenehmen Anspannungszustände auszuhalten. Die Einnahme eines dämpfenden Medikaments macht es unmöglich, mit dem Patienten psychotherapeutisch zu arbeiten.

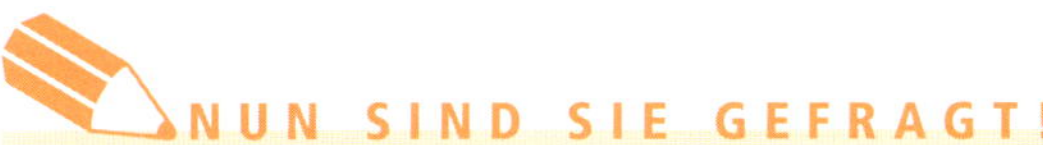

Machen Sie sich noch einmal den Stellenwert einer Medikation als Unterstützung für die Psychotherapie klar. Welche Medikamentengruppe kommt bei Zwangsstörungen zum Einsatz? Vergegenwärtigen Sie sich den Wirkmechanismus dieser Medikamente. Was sind die Einsatzmöglichkeiten von Benzodiazepinen, was deren Beschränkungen?

KAPITEL

11 Nebenwirkungen und Dauer der medikamentösen Behandlung

Nebenwirkungen bringen neue Unsicherheit

Zwangspatienten äußern häufig Bedenken vor möglichen Nebenwirkungen einer medikamentösen Behandlung. Schließlich kommt mit Beginn der Behandlung ein neuer Unsicherheitsfaktor hinzu: Die Angst, die Kontrolle zu verlieren, steigt. Zudem besteht oftmals die Vorstellung, durch die Einnahme einer psychiatrischen Medikation ein anderer Mensch zu werden oder eine Abhängigkeit zu entwickeln. Hier kann **Entwarnung** gegeben werden: **Antidepressiva machen nicht abhängig und können jederzeit wieder** (unter ärztlicher Aufsicht) **abgesetzt werden**.

Das Abhängigkeitspotenzial ist lediglich bei der bereits erwähnten längerfristigen Einnahme von Benzodiazepinen und deren Abkömmlingen relevant. Ein großes Problem ist die Tatsache, dass sich die volle Wirkung eines Antidepressivums bei manchen Patienten erst nach bis zu drei Wochen zeigt. Anfängliche Nebenwirkungen können hingegen sofort auftreten. Daher ist sehr gut nachvollziehbar, dass manche Patienten das Medikament am liebsten wieder absetzen würden. Manchmal kommt es anfangs sogar zu einer kurzzeitigen Verschlechterung der Zwangssymptome, da der Patient durch die Einnahme mit vermehrter Anspannung zu kämpfen hat. Es ist daher verständlich, dass gerade Zwangspatienten einer Medikation dann eher skeptisch gegenüberstehen.

Anfängliche Nebenwirkungen können vorkommen

Häufige anfängliche Nebenwirkungen von Antidepressiva sind zum Beispiel Übelkeit, Durchfall, Mundtrockenheit und eine gestiegene Nervosität. Das hängt damit zusammen, dass die Medikamente, so modern und spezifisch sie auch sein mögen, immer auch an anderer Stelle im Körper wirken. Serotonin beispielsweise spielt auch im Verdauungstrakt eine Rolle, was Nebenwirkungen wie Übelkeit und Durchfall erklärt. Zudem spielt die Wirkung auf andere Botenstoffe eine Rolle. So entsteht eine Mundtrockenheit durch die Wirkung auf den Botenstoff Acetylcholin. Dieser Effekt findet sich gehäuft bei den älteren Antidepressiva, den sogenannten **trizyklischen Antidepressiva (TZA)**.

Durchbeißen lohnt sich!

Generell muss man den Patienten darüber informieren, dass es zu Beginn der medikamentösen Behandlung zu einer Verschlimmerung der Symptomatik kommen kann. Häufig wollen die Betroffenen daraufhin das Medikament sofort wieder absetzen. Doch: Die meisten der anfänglichen Nebenwirkungen legen sich nach einigen Tagen wieder. Hat sich der Körper erst einmal an die neue Substanz gewöhnt, sind die meisten Patienten **nebenwirkungsfrei**. So sollte es auch sein: Bei einer guten medikamentösen Einstellung hat der Patient nur Vorteile von der Medikation. Ein wenig Geduld ist also gefragt. Die anfängliche Einstellungszeit sollte unbedingt abgewartet werden, zumal die Wirkung des Medikaments erst im Verlauf beurteilt werden kann. Legen sich die Nebenwirkungen hingegen nicht, so ist es ratsam, in Absprache mit dem Arzt ein anderes Präparat zu versuchen.

Wie Packungsbeilagen entstehen

Gerade Patienten mit einer zusätzlich bestehenden Angsterkrankung oder Patienten deren Zwangssymptomatik sich um die Themen Erkrankung und Tod dreht, lassen sich zudem durch die Packungsbeilage der Medikation beunruhigen. Der Hinweis, dass das Medikament schlimmstenfalls auch zum Tod führen kann, ist natürlich wenig beruhigend. Hier ist es zunächst erst einmal wichtig zu wissen, wie eine solche Packungsbeilage entsteht: Bei der **Zulassung eines Medikaments** wird dieses in verschiedenen Stadien auch an Menschen erprobt. Der Hersteller ist dabei gesetzlich dazu verpflichtet, alle Nebenwirkungen vollständig aufzulisten. Stirbt nun eine der Testpersonen während der laufenden Studien beispielsweise an einem Herzinfarkt, dann muss der Hersteller das entsprechend vermerken. Es kann schließlich nicht 100-prozentig ausgeschlossen werden, dass nicht das neue Medikament einen Herzinfarkt herbeigeführt und damit zum Tod geführt hat. Egal wie unwahrscheinlich das Medikament als Ursache infrage kommt, es muss als Nebenwirkung aufgelistet werden. Sollten Sie also Ängste bezüglich möglicher Nebenwirkungen entwickeln, so lohnt sich der Blick auf die **Wahrscheinlichkeiten für das Auftreten solcher Nebenwirkungen**.

Nicht jede Nebenwirkung muss hingenommen werden!

Neben den anfänglichen Nebenwirkungen gibt es jedoch im Verlauf auch **relevante Nebenwirkungen**, die man auf keinen Fall hinnehmen sollte. Über diese muss Sie ihr Arzt unbedingt aufklären, bevor Sie mit einer Medikation beginnen. So zum Beispiel Blutdruckerhöhungen, Veränderungen des Herzschlags (Herzrhythmusstörungen), Hautausschläge, eine starke Gewichtszunahme oder sexuelle Funktionsstörungen. Sexuelle Funktionsstörungen treten sowohl bei Männern als auch bei Frauen auf. Hier sollte in jedem Fall das Präparat gewechselt werden. Haben Sie also den Mut, mögliche Veränderung Ihrer Sexualität im Arztgespräch anzusprechen. Die restlichen Nebenwirkungen hat Ihr Arzt im Blick. Dazu gehören regelmäßiges Blutdruckmessen, die Aufzeichnung der elektrischen Herzaktionen (EKG) und Blutentnahmen. Zudem sollte das Körpergewicht regelmäßig kontrolliert werden, um eine mögliche Gewichtszunahme frühzeitig zu erkennen.

Schwangerschaft und Stillzeit

Auch bei Schwangerschaften und bei stillenden Müttern gibt es einige Besonderheiten zu beachten, da nicht alle Medikamente eingesetzt werden können. Das Thema ist derart komplex, sodass an dieser Stelle nur folgender Hinweis erfolgen kann: Es gibt heutzutage einige Medikamente, die auch bei einer **Schwangerschaft und in der Stillzeit** eingesetzt werden können. Besprechen Sie zusammen mit ihrem behandelnden Arzt einen bestehenden Kinderwunsch, damit eine möglicherweise notwendige Umstellung frühzeitig umgesetzt werden kann. Ich vertrete die Auffassung, dass man während der Schwangerschaft jeden potenziellen Stress für das ungeborene Kind vermeiden sollte. Genauso wie man dem Kind im Mutterleib keinen Alkohol und keine Zigaretten zumuten sollte, gilt es, Anspannungszustände wie sie im

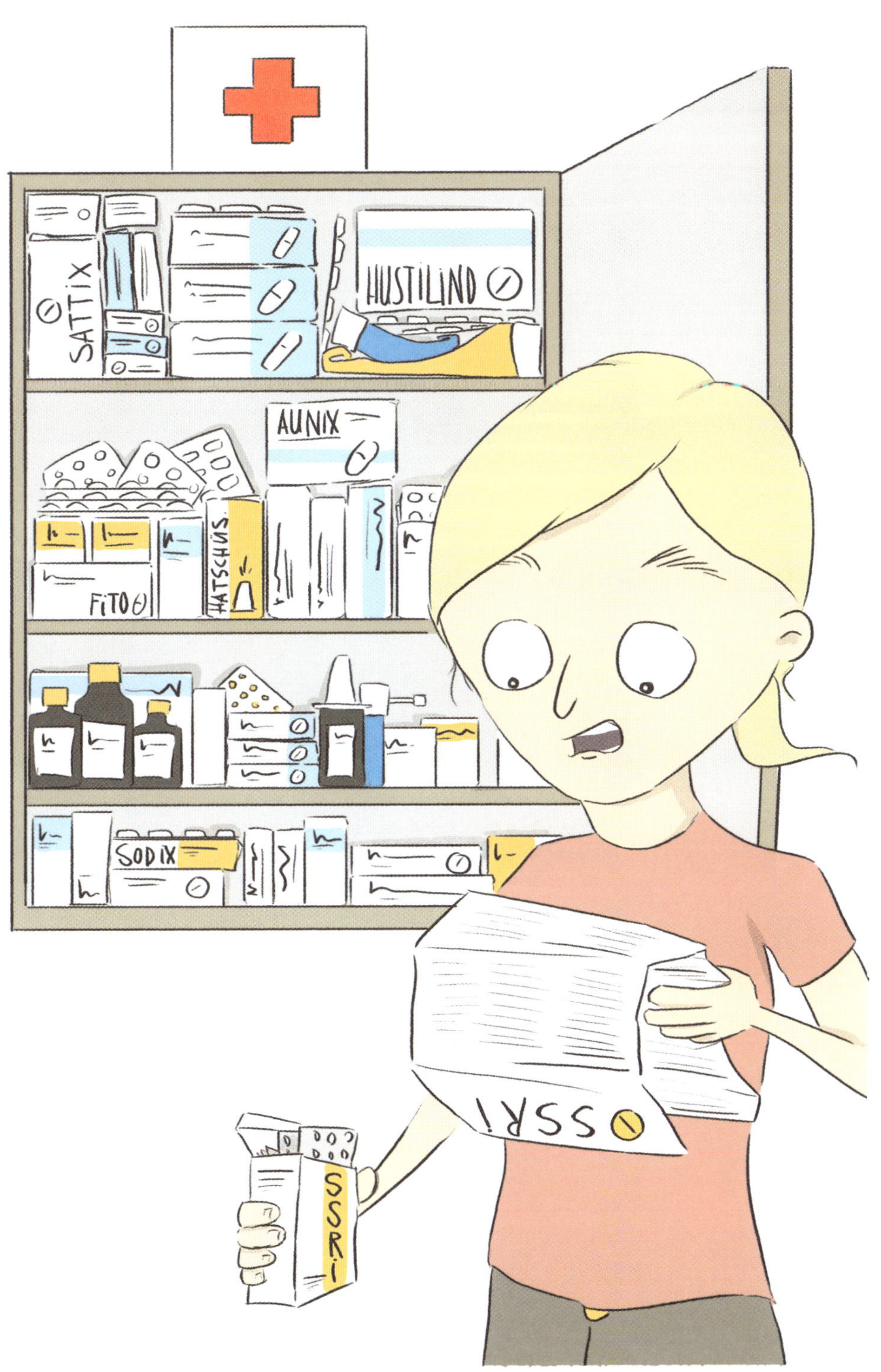

Abb. 10 Eine Hausapotheke ohne Nebenwirkungen?

Rahmen einer Zwangssymptomatik auftreten können, zu vermeiden. Eine Medikation, sofern für das ungeborene Kind verträglich, die eine solche Symptomatik positiv beeinflussen kann, würde ich daher nicht pauschal ablehnen.

Wie lange werden Medikamente eingenommen?

Hinsichtlich der **Dauer einer medikamentösen Behandlung** spielen viele Faktoren eine Rolle: Schwere der Zwangsstörung, die bisherige Vorgeschichte, aber auch mögliche psychiatrische Begleiterkrankungen wie etwa Angsterkrankungen oder eine Depression. Die Frage nach der Dauer einer medikamentösen Behandlung ist daher immer eine individuelle Entscheidung. Sprechen Sie mit ihrem Arzt bei der ersten Verordnung einer Medikation darüber, welchen Zeitraum er anpeilt. Meist empfiehlt man, das Präparat zunächst ein bis zwei Jahre weiter einzunehmen, um einen gewissen Schutz vor einer erneuten Verschlimmerung der Symptome zu gewährleisten. Da in den meisten Fällen die Hauptbehandlung einer Zwangsstörung durch Psychotherapie erfolgt und die Medikation lediglich eine unterstützende Funktion hat, sind die meisten Behandlungen nicht als Langzeitbehandlung anzusehen. Wenn Sie sich also schon einige Monate lang ausreichend stabil fühlen und ohne Zwänge durchs Leben gehen, kann in Rücksprache mit dem ambulant behandelnden Kollegen versucht werden, die Dosis zu reduzieren und schließlich ganz abzusetzen. Besprechen Sie einen solchen Schritt jedoch immer mit Ihrem Arzt und setzen Sie das Medikament nicht eigenständig ab.

Gewöhnung vs. Abhängigkeit

Da sich der Körper an das Medikament gewöhnt hat, werden die meisten Präparate schrittweise reduziert. **Gewöhnung** ist übrigens nicht mit Abhängigkeit zu verwechseln wie sie beispielsweise beim Einsatz von Benzodiazepinen auftritt. Niemand muss wegen der Einnahme von Antidepressiva eine Entzugsbehandlung wie bei Alkohol, Drogen oder der längerfristigen Einnahme von Benzodiazepinen durchführen. Dennoch hat sich der Körper beispielsweise an den zusätzlichen Antriebsschub gewöhnt, sodass man schrittweise reduziert, um Absetzerscheinungen zu vermeiden. Manchmal können beim Absetzen auch wieder die anfänglichen Nebenwirkungen auftreten.

Bei schweren Zwangsstörungen oder solchen mit einer zusätzlich bestehenden wiederkehrenden depressiven Begleiterkrankung kann eine längerfristige Therapie notwendig werden. Hier muss man zunächst den weiteren Verlauf beobachten. In jedem Fall sollten Sie regelmäßige ärztliche Kontakte wahrnehmen um die Notwendigkeit und die weitere Gestaltung einer medikamentösen Behandlung zu besprechen. Bei einer derartigen **längerfristigen Behandlung** empfehle ich die Weiterbehandlung durch einen entsprechenden Spezialisten (Facharzt für Psychiatrie). Mehr zu den unterschiedlichen psychiatrischen Fachärzten erfahren Sie gleich im Anschluss (➤ Kapitel 12).

Abschließend bleibt festzuhalten: Zwangsstörungen können unterstützend auch medikamentös behandelt werden. Ob eine solche Behandlung sinnvoll ist, sollten Sie mit ihrem Arzt besprechen. Er legt mit Ihnen zusammen die Art des Medikaments sowie dessen Dosierung fest. Zudem sollen Sie über die

Dauer der Behandlung und mögliche Nebenwirkungen sprechen und im weiteren Verlauf regelmäßig die Notwendigkeit der Einnahme besprechen.

NUN SIND SIE GEFRAGT!

Würden Sie sich als ängstlich gegenüber möglichen Nebenwirkungen bezeichnen? So geht es vielen Menschen (➤ Abb. 10).
Beschäftigen Sie sich mit den Nebenwirkungen von Medikamenten im Rahmen der folgenden Aufgabe: Suchen Sie in Ihrer Haushaltsapotheke nach einem Medikament, das Sie schon häufiger eingenommen haben (beispielsweise eine Kopfschmerztablette). Markieren Sie mit einem Textmarker all jene Nebenwirkungen, die Sie nach der Einnahme eines solchen Alltagsmedikaments verspürt haben. Wie viele der aufgelisteten Nebenwirkungen haben Sie wirklich nachweislich schon gespürt? Fällt Ihnen etwas auf? Hat dies Auswirkungen auf Ihre Einstellung gegenüber einer möglichen Einnahme eines Medikaments zur Behandlung von Zwangsstörungen? Und wenn ja, welche?

KAPITEL

12 Die ambulante Behandlung von Zwangsstörungen

Die meisten Patienten werden ambulant behandelt

Die allermeisten Patienten, die an einer Zwangsstörung erkrankt sind, werden ambulant behandelt. Damit ist dieser Bereich für die Patientenversorgung ganz besonders wichtig. Viele Zwangspatienten kommen mit einer psychiatrischen Klinik nämlich gar nicht in Berührung. Wie die Behandlung dort genau abläuft werden wir in ➤ Kapitel 13 näher betrachten. Reicht die ambulante Behandlung nicht mehr aus und sollte in der Folge eine Behandlung im stationären oder im tagesklinischen Bereich einer Klinik notwendig werden, dann ist die ambulante Weiterbehandlung immer das Ziel: Der Patient soll wieder seinem normalen Alltag nachgehen können und wird im ambulanten Bereich seine Termine wahrnehmen. Doch wie sieht die ambulante Weiterbehandlung genau aus?

Die psychotherapeutische Weiterbehandlung

Die wichtigste Behandlungssäule ist dabei die **regelmäßige psychotherapeutische Weiterbehandlung**. Diese wird bei den meisten Zwangspatienten aufgrund der Verfügbarkeit und unmittelbaren Wirksamkeit aus einer **verhaltenstherapeutisch orientierten Psychotherapie** bestehen. Je nach Symptomatik und Ausprägung können auch andere Therapieverfahren sinnvoll sein: etwa die Tiefenpsychologie oder die anderen bereits beschriebenen Therapieverfahren.

Dauer

Eine Verhaltenstherapie läuft in der Regel so ab, dass der Patient **einmal in der Woche** für **eine Stunde** in die Praxis eines Psychotherapeuten kommt. Nach einigen Probestunden stellt der Psychotherapeut dann einen Antrag zur Übernahme der Kosten bei der Krankenkasse und wird den weiteren Ablauf mit dem Patienten besprechen. Meist werden zunächst **25 Stunden** absolviert, die bei Notwendigkeit verlängert werden können. Zur gezielten Behandlung der Zwänge mittels Expositionen, also dem bewussten Auseinandersetzen mit der Situation, die den Zwang auslöst, benötigt man in der Regel mehr Zeit.

Kosten

Während meiner Ausbildung zum Verhaltenstherapeuten habe ich mit meinen Patienten dann auch schon einmal Übungen in der U-Bahn, im Fahrstuhl eines Kaufhauses oder in der eigenen Wohnung durchgeführt. Normalerweise werden die **Kosten für eine Psychotherapie** von allen Krankenkassen übernommen, wobei natürlich gewisse Voraussetzungen zu beachten sind. Ein sehr viel größeres Problem ist jedoch die Tatsache, dass man mitunter sehr **lange auf einen freien Therapieplatz warten** muss. Es macht deshalb in jedem Fall Sinn, sich frühzeitig um die Aufnahme einer Psychotherapie zu kümmern.

Die ärztliche Weiterbehandlung

Die zweite Säule der ambulanten Weiterbehandlung ist die **Betreuung durch den psychiatrischen Facharzt**. In vielen Fällen haben psychiatrische Patienten zunächst Kontakt zu ihrem Hausarzt. Es gibt viele Hausärzte die psychiatrische Erkrankungen wie Depressionen und Angsterkrankungen mitbehandeln. Dabei ist entscheidend wie viel Erfahrung der betreffende Hausarzt bei der Behandlung von psychischen Erkrankungen bereits gesammelt hat. Je nach Schwere der Symptomatik ist die Überweisung zu einem Spezialisten notwendig. Das gilt sowohl für Herz-Kreislauf-Erkrankungen als auch für psychiatrische Erkrankungen. Meiner Erfahrung nach werden die meisten Zwangspatienten recht schnell von den Hausärzten an die entsprechenden Spezialisten überwiesen. Der Spezialist beim Thema Zwangsstörung ist in Deutschland entweder ein **Facharzt für Psychiatrie und Psychotherapie** (mit zusätzlicher therapeutischer Ausbildung) beziehungsweise ein **Facharzt für Psychiatrie** (der klassische Psychiater) oder ein Nervenarzt (mit zusätzlichem neurologischem Schwerpunkt). Hin und wieder muss man auch hier mit längeren Wartezeiten rechnen, dann beginnt der Hausarzt die psychiatrische Behandlung, die sich meist auf die Verschreibung eines entsprechenden Medikaments beschränkt. Der psychiatrische Facharzt ist jedoch der Spezialist für die Feinheiten der medikamentösen Behandlung. Zudem kann der Hausarzt nicht alle Medikamente verschreiben, da die Krankenkasse dann manchmal die Kosten nicht übernimmt.

Auch wenn keine Medikation notwendig ist, macht die Überweisung Sinn: Der Psychiater ist zumeist umfassender darüber informiert, welche therapeutischen Angebote infrage kommen, oder hat bestenfalls selbst eine therapeutische Ausbildung. Zunächst steht dann eine **genaue diagnostische Einschätzung** der Zwangsstörung an. Findet sich diese bestätigt, wird die psychotherapeutische Behandlung geplant. Lässt sich eine ambulante Psychotherapie auf den Weg bringen? Ist eine stationäre Behandlung notwendig? Empfiehlt sich zur Überbrückung vielleicht die Behandlung in einer Tagesklinik?

Medikamentöse Behandlung

Es wird sich zudem die Frage nach einer medikamentösen Unterstützung stellen. Wie bereits erwähnt, schafft die **medikamentöse Behandlung** in einigen Fällen erst die Voraussetzungen für den Erfolg einer Psychotherapie. Vielleicht ist die Symptomatik jedoch auch ohne medikamentöse Therapie in den Griff zu bekommen? Diese Fragen wird der Psychiater mit Ihnen besprechen. Auch nach der Behandlung in einer Klinik oder Tagesklinik kommt dem ambulanten Arzt eine wichtige Funktion zu: Er verordnet weiterhin die Medikamente und nimmt im Verlauf Veränderungen an der Dosis vor. Er wird auf mögliche Nebenwirkungen achten und nach ausreichend lange bestehender Stabilität mit Ihnen gemeinsam entscheiden, ob das Medikament versuchsweise abgesetzt werden kann. Meist kommen die Patienten dazu alle drei Monate zu einem Termin in der Arztpraxis vorbei.

Behandlung in einer PIA

Eine ambulante Behandlung muss übrigens nicht ausschließlich in einer klassischen Arztpraxis erfolgen. Viele Kliniken bieten heutzutage auch eine Behandlung in der sogenannten **psychiatrischen Institutsambulanz (PIA)** an. Das ist im Prinzip eine an die Klinik angeschlossene ambulante Arztpraxis. Durch die enge Verzahnung zwischen PIA und Klinik können die Patienten zum Beispiel auch psychotherapeutisch mitbetreut werden und im Bedarfsfall ist eine stationäre Behandlung unkompliziert zu ermöglichen.

Das Ziel der Behandlung

Letztlich ist es egal, welche ambulante Behandlung gewählt wird. Das **Ziel** ist bei Zwangspatienten klar: Der Betroffene sollte seinen Alltag möglichst ohne Zwänge gestalten können. Die ambulante Psychotherapie und die ambulante ärztliche Betreuung leisten dabei einen sehr wichtigen Beitrag.

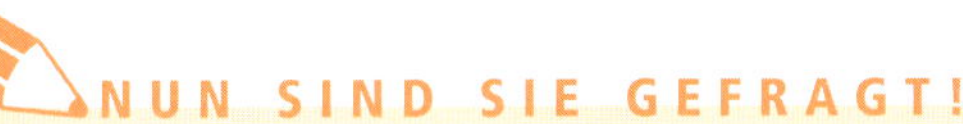

Machen Sie sich nochmals klar, welches die zwei Säulen der ambulanten Behandlung sind.

- Wann ist eine Psychotherapie bei Zwangsstörungen wichtig, wann eine medikamentöse Behandlung?
- Wann ist beides nötig?
- Welche Aufgaben hat der Psychotherapeut?
- Welche Aufgaben übernimmt der weiterbehandelnde Arzt?

Trauen Sie sich, mit Ihrem Hausarzt auch über mögliche psychische Symptome zu sprechen!

KAPITEL

13 Die Behandlung von Zwangsstörungen in einer Klinik

Indikationen für eine stationäre Behandlung

Die Therapiestation ist die häufigste Anlaufstelle für Zwangspatienten in einer psychiatrischen Klinik. Dabei stellt sich zunächst die Frage, ob eine Behandlung in der Klinik notwendig ist oder nicht. Entscheidend sind hierbei neben der **Schwere der Symptomatik** auch **mögliche psychiatrische Begleiterkrankungen** wie Angsterkrankungen oder Depressionen (➤ Kapitel 4). Kommt es beispielsweise im Rahmen einer zusätzlich bestehenden Depression zu einer starken Verschlechterung der Symptomatik und der Betroffene verliert jeden Lebensmut und möchte deswegen nicht mehr leben, ist eine stationäre Behandlung unbedingt notwendig. Diese erfolgt im akuten Krisenfall dann häufig auf einer geschützteren Station als einer Therapiestation. Aber auch der Zwang selbst kann derart ausgeprägt sein, dass eine Behandlung in der Klinik am sinnvollsten ist. Beispielsweise dann, wenn der Betreffende aufgrund einer Zunahme der Zwangssymptome seinen Alltag nicht mehr meistern kann.

Einweisung in die Klinik

Eine stationäre **Einweisung in das Krankenhaus** erfolgt häufig durch den ambulant behandelnden Psychiater, Hausarzt oder Psychotherapeuten. Dieser schätzt ein, ob eine stationäre Behandlung unbedingt notwendig ist oder nicht. Auch die Patienten selbst haben in den meisten Kliniken die Möglichkeit sich durch Vorstellung selbst einzuweisen. Etwa dann, wenn ihr Leiden so groß ist, dass sie den Eindruck haben, etwas verändern zu müssen.

Angst vor der Klinik

Patienten, die noch nie in einer psychiatrischen Klinik behandelt wurden, haben häufig Ängste vor der Aufnahme. Sie befürchten etwa, weggesperrt oder als verrückt abgestempelt zu werden. Hier ist eine umfangreiche Aufklärung notwendig. Ein Zwangspatient hat häufig Schwierigkeiten damit, sein gewohntes Umfeld zu verlassen. In der Klinik ist alles neu und anders als zu Hause, in der Vorstellung des Patienten drohen Unordnung oder gefährliche Keime. Ein solcher Schritt sollte gut vorbesprochen werden.

Häufig können sich Patienten unter einer Therapiestation nichts vorstellen. Auf einer solchen Station liegt der **Schwerpunkt auf der psychotherapeutischen und medikamentösen Behandlung** (sofern notwendig) von psychischen Erkrankungen. Neben den Ärzten sowie dem Team der Pflege arbeiten auf einer Therapiestation Psychotherapeuten und Komplementärtherapeuten wie zum Beispiel Ergo- und Musiktherapeuten.

Die stationäre Behandlung auf einer Therapiestation

Zunächst wird der Patient entsprechend pflegerisch aufgenommen und ärztlich untersucht. Meist werden Laborkontrollen der Blutwerte durchgeführt und Aufzeichnungen der elektrischen Herzaktivitäten vorgenommen (EKG).

Wenn nötig werden körperliche Erkrankungen mitbehandelt oder entsprechende weitergehende Untersuchungen angemeldet. Bei einem ausgeprägten Waschzwang etwa kann das Miteinbeziehen eines Hautarztes sinnvoll sein. Die **Ärzte** einer Therapiestation kümmern sich im Anschluss um die Planung einer medikamentösen Behandlung. Je nach therapeutischer Ausbildung und Ausrichtung der Klinik sind sie in den Psychotherapieplan der Station eingebunden und führen Einzelgespräche oder leiten Therapiegruppen. An dieser Stelle gibt es Überschneidungen zu den **Psychotherapeuten** auf der Station. Deren Schwerpunkt ist die therapeutische Arbeit mit den Patienten, etwa in Einzelgesprächen oder im Rahmen von Gruppentherapien. Es gibt in Deutschland einige Spezialstationen für Zwangsstörungen. Auf solchen Stationen werden ausschließlich Zwangspatienten behandelt. In einem psychiatrischen Krankenhaus der Regelversorgung hingegen sind die meisten Therapiestationen mit Patienten mit unterschiedlichen Erkrankungsbildern belegt. Aufgrund der Häufigkeit sind hier meist depressive oder Patienten, die an einer Angsterkrankung leiden, anzutreffen. Das heißt nicht, dass die Versorgung von Zwangspatienten dort schlechter ist. Es gibt viele Überschneidungen zu den anderen Erkrankungsbildern, gerade in Bezug auf Angsterkrankungen. Und letztlich kann jeder durch Austausch untereinander profitieren.

Verhaltenstherapie in Gruppen

Die meisten Therapiestationen haben heutzutage ein **verhaltenstherapeutisches Gruppentherapieprogramm** unter Anleitung eines Therapeuten. Die Themen reichen von Psychoedukation, also der Förderung des Verständnisses für die Erkrankung, über Entspannungsverfahren bis hin zu bestimmten verhaltenstherapeutischen Anwendungen. Dies ist zum Beispiel die Auseinandersetzung mit den Situationen, die den Zwang auslösen (Expositionen). Die Themen eines solchen Therapieplans sind denen dieses Buchs sehr ähnlich; es soll Ihnen einen Eindruck davon vermitteln, was Sie im Rahmen einer Psychotherapie erwartet.

Einzeltherapie

Neben dem Gruppenprogramm bieten die meisten Therapiepläne im Rahmen von **Einzeltherapien** auch die Möglichkeit, im Gespräch mit dem Therapeuten Dinge zu besprechen, die in der Gruppentherapie nicht bearbeitet werden können. Hier geht es dann eher um die Lebensgeschichte des Patienten, eventuelle Schwierigkeiten in der Partnerschaft und die individuelle Durchführung von Expositionen.

Psychotherapeuten in der Klinik

Meist sind die **Psychotherapeuten** auch mit der Diagnosestellung betraut. In der Regel haben die Psychotherapeuten, die in der Klinik arbeiten, Psychologie studiert und danach ihre therapeutische Ausbildung absolviert. Wie bereits erwähnt, kann auch der Arzt als Psychotherapeut arbeiten, vorausgesetzt er hat ebenfalls die entsprechende Ausbildung durchlaufen, die auch die Voraussetzung für die Zulassung als Facharzt für Psychiatrie und Psychotherapie ist. Die Begriffe Psychiater und Psychologe werden von vielen Menschen häufig verwechselt. Zur einfacheren Unterscheidung spricht man deswegen vom ärztlichen oder vom psychologischen Psychotherapeuten. Im Unterschied zu den ärztlichen Psychotherapeuten darf der psychologische Psychotherapeut keine Medikamente verschreiben.

Komplementärtherapeuten

Die **Therapeuten der ergänzenden Verfahren** haben eine andere Ausbildung als die psychologischen Psychotherapeuten. Die Therapieverfahren variieren je nach Ausrichtung der Station. Einige wurden bereits kurz vorgestellt (➤ Kapitel 9): In der Musiktherapie hören die Patienten Musik oder musizieren selbst, um beispielsweise Gefühle auszudrücken. Im Rahmen der Ergotherapie werden die kreativen Fähigkeiten des Patienten aktiviert. Hier geht es um das Schaffen eines Werks beispielsweise durch Malen oder Töpfern. Die Tanztherapie bietet Gelegenheit zur Bewegung und zum Ausdruck von Gefühlen und in der Entspannungstherapie erlernen die Patienten mithilfe verschiedener Verfahren Anspannung zu reduzieren. Die verschiedenen Therapien finden über die Woche verteilt statt. Meist gibt es Stundenpläne, die den Patienten vorliegen. Im Rahmen von ärztlichen Visiten werden die medizinischen Anliegen der Patienten besprochen und Anpassungen der Medikation vorgenommen.

Je nach Ausrichtung der Klinik ist die Behandlung der Patienten auf eine bestimmte Anzahl von Wochen ausgelegt. Neben dem Therapieprogramm bietet die Gruppensituation auf der Station auch die Möglichkeit, neue **soziale Kontakte** zu schließen. Man sitzt im selben Boot und hilft sich gegenseitig. Mit zunehmender Dauer der Behandlung und einsetzender Besserung der Symptome nutzen viele Patienten das Wochenende oder den frühen Abend für Unternehmungen.

Die Therapiestation bietet den Patienten also intensive Psychotherapie und medikamentöse Behandlung, falls diese sinnvoll ist. Die Zusammenarbeit der verschiedenen Berufsgruppen sorgt letztlich dafür, dass der Patient möglichst umfassend behandelt wird.

Wie es danach weitergeht

Vor dem Ende des Aufenthalts im Krankenhaus wird mit dem Patienten die weitere Behandlung besprochen. Hierzu gibt es **spezielle Besprechungen**, in denen eventuell noch offene Fragen im Team mit Vertretern aller Berufsgruppen geklärt werden. Basis ist erneut das zugrunde liegende Problem des Patienten. Kann der Betroffene nun seinen Alltag wieder meistern? Ist bereits eine Reduktion der Zwangssymptome zu erkennen? Ist eine begleitende Depression so weit unter Kontrolle? Je nach bestehenden Restsymptomen muss der Patient entweder weiterhin stationär behandelt werden oder er kann bereits in die ambulante Weiterbehandlung entlassen werden. Manche Kliniken bieten auch eine sogenannte, tagesklinische Behandlung an.

Behandlung in der Tagesklinik

Im Unterschied zur Behandlung auf einer Therapiestation findet die Behandlung in einer Tagesklinik tagsüber statt. Die Patienten schlafen also zu Hause und haben die Wochenenden zur freien Verfügung. In der Regel ist die Behandlung so konzipiert, dass die Patienten unter der Woche von morgens bis zum Nachmittag am Therapieprogramm teilnehmen. Die Behandlungsdauer ist meist auf einige Wochen ausgerichtet. Der Schwerpunkt einer Tagesklinik ist die **Psychotherapie**. Unterschieden werden unspezifische Tageskliniken, in denen eine allgemeine Therapie für psychisch erkrankte Menschen angeboten wird, und spezifische Tageskliniken, beispielsweise für die Behandlung von Depressionen, Angsterkrankungen oder eben Zwangsstörungen. Zudem kann die therapeutische Ausrichtung einer Klinik variieren. Die einzelnen Richtungen in der Psychotherapie wurden in ➤ Kapitel 8 dargestellt. Gerade bei Zwangsstörungen bietet sich eine **verhaltenstherapeutisch orientierte Gruppentherapie** an.

Behandlungsoptionen greifen ineinander

Der Patient muss dazu nicht zwangsläufig zuvor stationär behandelt worden sein, manche Patienten durchlaufen aber auch Schritt für Schritt die einzelnen **Behandlungsoptionen** einer Klinik: Bei einer schweren Zwangsstörung ist zunächst eine stationäre Stabilisierung sinnvoll, um eine ausreichende Psychotherapiefähigkeit zu erreichen. Im Anschluss kann eine intensive psychotherapeutische Behandlung in einer Tagesklinik erfolgen. In einem auf mehrere Wochen ausgelegten Therapieprogramm ist dann zum Beispiel Zeit, umfangreiche Expositionsbehandlungen durchzuführen und den Patienten mit seinen Zwangsauslösern zu konfrontieren. Zudem kann er im Rahmen der Psychoedukation wichtige theoretische Grundlagen über seine Erkrankung erlernen. Tagesklinische Konzepte sind meiner Meinung nach aufgrund der intensiven psychotherapeutischen und ärztlichen Behandlungsmöglichkeiten ein wichtiger Schritt in Richtung einer besseren Patientenversorgung. Es gibt viele Möglichkeiten, um Zwangspatienten therapeutisch zu helfen. Sei es im Rahmen der ambulanten ärztlichen und psychotherapeutischen Behandlung, die stets das Ziel ist, oder der eventuell notwendigen stationären oder tagesklinischen Behandlung. Dieser Ratgeber stellt die Möglichkeiten eines solchen Therapieprogramms anschaulich da: Es geht unter anderem um die Erkenntnis, dass Zwangssymptome zu einem Teufelskreis werden können und darum, dass zur ganzheitlichen Behandlung der Seele Gedanken, Gefühle und Verhalten beachtet werden müssen. Ich hoffe, die vorangegangenen beiden Kapitel konnten bereits dazu ermuntern, sich bei Bedarf, Hilfe in einer der unterschiedlichen Einrichtungen zu suchen und sich in die entsprechende Behandlung zu begeben.

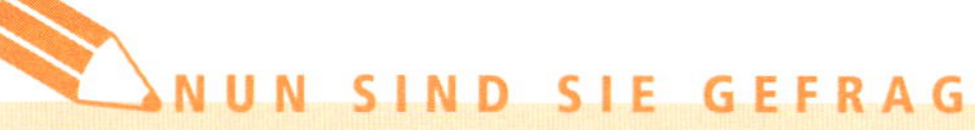

Haben Sie schon von einer psychiatrischen Klinik oder Tagesklinik in Ihrer Nähe gehört? Kennen Sie jemanden aus dem Freundes- oder Bekanntenkreis der schon einmal in einer solchen Klinik stationär oder tagesklinisch behandelt wurde? Sofern derjenige über seine Erfahrungen sprechen möchte, suchen Sie das Gespräch und lassen Sie sich seine Eindrücke aus einer Klinik bzw. Tagesklinik schildern. Welche positiven und negativen Erfahrungen hat derjenige gemacht? Können Sie sich vorstellen wie es ist, Patient einer Klinik bzw. Tagesklinik zu sein?

KAPITEL

14 Aufdrängende Gedanken und wie man sie los wird

Die vorhergehenden Kapitel, insbesondere ➤ Kapitel 7, haben verdeutlicht, welchen Stellenwert Zwangssymptome im Geflecht von Gedanken, Gefühlen und Handlungen einnehmen. In den nun folgenden Kapiteln werden Sie beginnen, die einzelnen Funktionselemente Ihres Gehirns so zu beeinflussen, dass die Zwangssymptomatik verschwindet oder sich zumindest reduziert. Greifen Sie dazu erneut auf Ihre persönliche Tabelle aus ➤ Kapitel 7 zurück. Wir werden uns zudem erneut mit der Beispieltabelle (➤ Tab. 4) beschäftigen.

Das Angstgefühl reduzieren

Die in ➤ Tab. 4 unter „Handlung" aufgeführte Tätigkeit („Hände waschen") wird dazu eingesetzt, das **Angstgefühl** sowie die **Unruhe** und die **Anspannung**, die daraus resultieren, zu reduzieren. Das Angstgefühl wiederum entsteht, wenn eine Situation, die eigentlich nicht angstauslösend ist (in diesem Fall das U-Bahn-Fahren), in unserem Gehirn eine Kettenreaktion auslöst, in deren Folge die angstmachenden Gedanken entstehen. Sollten Sie zu den Patienten gehören, die den Angstbegriff nicht für sich annehmen können, arbeiten Sie mit den von mir darunter zusammengefassten Gefühlen, zum Beispiel Ekel oder Anspannung (➤ Kapitel 7).

Aufdrängende Gedanken …

Die entscheidende Frage in unserem Beispiel lautet: Warum führt ein eigentlich harmloser Auslöser über die Gedankenkette zu einem Angstgefühl? Um den **Stellenwert dieser Gedanken** zu entschlüsseln, müssen wir diese zunächst genauer betrachten. Ein gemeinsames Merkmal ist die Tatsache, dass sich diese Gedanken aufdrängen. Das bedeutet sie entstehen und gewinnen sofort die Oberhand im Gehirn. Es ist kaum möglich, einen anderen Gedanken als den aufdrängenden zu fassen. Solche Gedanken kennen wir alle, beispielsweise dann, wenn uns ein schlechtes Gewissen plagt, weil wir etwas Unrechtes getan haben.

… bei einem Kind

Mit meinen Patienten blicke ich an dieser Stelle gerne zurück in deren Biografie und suche nach solchen, eigentlich gesunden aufdrängenden Gedanken. Das schlechte Gewissen, als Kind etwas aus einem Laden gestohlen zu haben, das erste Mal, als man als Kind über eine rote Ampel gelaufen ist, oder Situationen, in denen man beispielsweise seine Eltern angelogen hat.

Warum dieser Rückgriff auf die Kindheit? Kinder erleben **aufdrängende Gedanken** als **etwas sehr Unangenehmes**. Fast jeder kann sich an solche Situationen erinnern. Die Funktion dieser Gedanken ist klar: Das Kind soll ruhig ein schlechtes Gewissen haben, weil es die Kaugummis aus dem Laden gestohlen hatn. Der Vorgang an sich ist sicherlich kein schweres Verbrechen, aber für die geistige Entwicklung des Kindes ist es äußerst vorteilhaft, wenn das Kind in diesem Moment so denkt. Schließlich soll es in Zukunft keine Kaugummis mehr stehlen. Fast jeder Patient berichtet dann, dass er sich als Kind irgendwann doch den Eltern mitgeteilt und die Kaugummis im Sinne einer Wiedergutmachung zurück in den Laden gebracht hat. Die aufdrängenden Gedanken verschwinden und mit Ihnen das schlechte Gefühl.

… bei einem Erwachsenen

Mit dem **Erwachsenwerden** verlieren die aufdrängenden Gedanken ihren Stellenwert. Die meisten Menschen haben solche Gedanken, oft auch ohne vorher einen „schweren" Kaugummidiebstahl begangen zu haben. Ein Beispiel für solche Gedanken findet sich nach Streitsituationen mit dem Partner oder den Kindern. Etwa dann, wenn sich der Gedanke aufdrängt, die auf dem Rücksitz quengelnden Kinder an der nächsten Raststätte auszusetzen. Ein Merkmal dieser Gedanken ist, dass diese **in Stresssituationen** vermehrt auftreten und als unangenehm empfunden werden. Niemals würde man seine Kinder an der Raststätte aussetzen, man erschrickt regelrecht vor derartigen Gedanken. Ein gesunder Mensch kann diese Gedanken also herausfiltern, sie beeinflussen ihn nicht mehr so stark wie sie es als Kind getan haben.

… bei einem Zwangspatienten

Ein an einer **Zwangsstörung** leidender Mensch hat diese **Filterfunktion verloren**. Der gesunde Mensch steigt in der U-Bahn ein und empfindet vielleicht auch Ekel, wenn er einen Haltegriff anfassen muss. Der Gedanke beschäftigt ihn jedoch nur kurz. Bei der Zwangsstörung brechen jedoch alle Dämme. Der Gedanke, dass die U-Bahn voller gefährlicher Keime ist, dass man gerade jemanden mit dem Auto überfahren hat, dass man sich gerade mit HIV infiziert hat oder, dass die Wohnung bereits in Flammen steht, weil man den Herd angelassen hat, drängt sich auf und lässt sich nicht beseitigen. Das führt in der Folge zu dem starken Gefühl der Angst.

NUN SIND SIE GEFRAGT!

Schauen Sie noch einmal auf Ihre in ➤ Kapitel 7 erstellte Tabelle: Haben Sie hier in der Spalte „Gedanke" bereits aufdrängende Gedanken notiert? Wenn nicht, fallen Ihnen vielleicht jetzt welche ein? Ergänzen Sie Ihre Tabelle, wenn nötig, um einige weitere Situationen und erstellen Sie eine Liste Ihrer ganz persönlichen aufdrängenden Gedanken.

Die Gedanken entspannter angehen

Wie wird man aufdrängende Gedanken nun los? Verzweifeln Sie nicht, wenn ich Ihnen sage, dass die Gedanken weiterhin entstehen werden. Entscheidend jedoch ist die Frage, wie Sie diese **Gedanken bewerten** und welchen **Stellenwert** Sie ihnen einräumen. Sie haben diesen Prozess schon einmal durchlaufen: Würden Sie heute weinend zu Ihrer Mutter laufen, weil Sie ein Päckchen Kaugummis haben mitgehen lassen? Natürlich, als Kind war dieser aufdrängende Gedanke in Form des schlechten Gewissens sehr präsent. Doch irgendwann haben Sie gelernt, dass es schlimmere Dinge im Leben gibt, als Kaugummis zu stehlen. Ohne Sie jetzt alle als Kaugummidiebe „abzustempeln" – aber denselben Weg müssen Sie nun auch im Rahmen der Therapie Ihrer sich aufdrängenden Gedanken gehen.

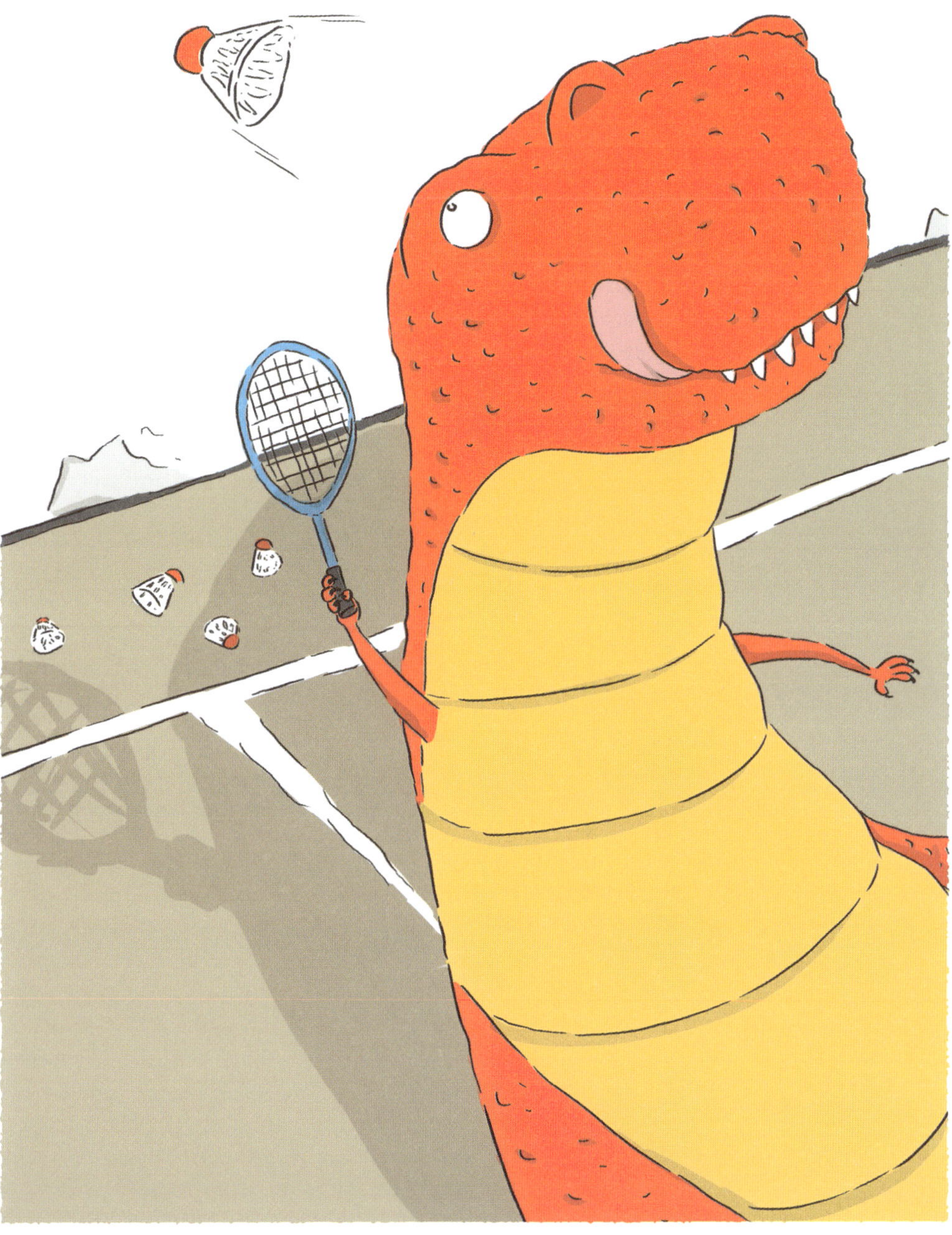

Abb. 11 Dinosaurier-Federball

Sie selbst geben den aufdrängenden Gedanken die Macht, die Sie über sie haben. Sie überschätzen die hygienischen Zustände in der U-Bahn und die Möglichkeit der Ansteckung, die Häufigkeit von Verkehrsunfällen, die Möglichkeit, sich mit HIV angesteckt zu haben, ohne dem Risiko ausgesetzt worden zu sein, und die Tatsache, dass ein Herd sich von selbst wieder einschaltet, um die Wohnung in Brand zu setzen. Die Gedanken daran haben eine dermaßen große Wichtigkeit gewonnen, dass sie jeder zugrunde liegenden Vernunft widersprechen. Sie sitzen doch einfach nur in einer U-Bahn oder haben Sie etwa alle Haltegriffe in der U-Bahn abgeleckt? Sie haben doch gar keinen ungeschützten Geschlechtsverkehr mit dutzenden Menschen gehabt, sonst wäre Ihre Sorge, an HIV zu erkranken, vielleicht berechtigt. Warum sollten ausgerechnet Sie jemanden überfahren haben (und glauben Sie nicht, man merkt es sehr wohl, wenn man jemanden überrollt)? Und warum sollte sich der Herd wieder einschalten? Haben Sie ihn per Zeitschaltuhr darauf programmiert und Brennspiritus in der Wohnung verteilt, damit es auch wirklich ordentlich brennt? Sie sagen, ich würde jetzt übertreiben? In Gedanken tun Sie das doch die ganze Zeit! Sie werden lernen müssen, Ihren **aufdrängenden Gedanken entspannt gegenüberzutreten,** nur so verlieren diese ihre Bedeutung.

5 Regeln zum Umgang mit aufdrängenden Gedanken

Um eine Änderung in der Bewertung aufdrängender Gedanken zu erreichen, müssen wir zunächst einige Regeln aufstellen. **Fünf Regeln zum Umgang mit aufdrängenden Gedanken:**

1. Nur weil ich dauernd an etwas denke, ist es **nicht** automatisch wichtig!
2. Nur weil ich dauernd an etwas denke, hat es **keine** besondere Bedeutung!
3. Nur weil diese Gedanken mir Angst machen, sind sie **nicht** automatisch wahr!
4. Nur weil ich etwas Schlechtes denke, heißt das **nicht**, dass ich schlecht bin!
5. Nur weil die Gedanken zunächst stärker werden, wenn ich sie ignoriere, heißt das **nicht**, dass ich nicht lernen kann, sie zu ignorieren!

NUN SIND SIE GEFRAGT!

Notieren Sie sich diese fünf Regeln zum Umgang mit aufdrängenden Gedanken auf einer Karteikarte. Tragen Sie diese Karte von nun an immer bei sich. Versuchen Sie, diese Regeln zu verinnerlichen und beginnen Sie damit, Sie konsequent anzuwenden, wann immer Sie aufdrängende Gedanken bemerken. Greifen Sie dazu auf Ihre persönliche Liste der aufdrängenden Gedanken zurück.

Sie werden im Verlauf bemerken, dass Sie durch **konsequentes Beachten** dieser fünf einfachen Regeln eine deutliche Reduktion ihrer aufdrängenden Gedanken erreichen können. In der Folge sinken das Gefühl der Angst und der Anspannung und damit auch mögliche Zwangshandlungen zum Neutralisieren der Angst. Die Bewertung der Gedanken zu kontrollieren heißt, den gefährlichen **Teufelskreis des Zwangs zu durchbrechen**.

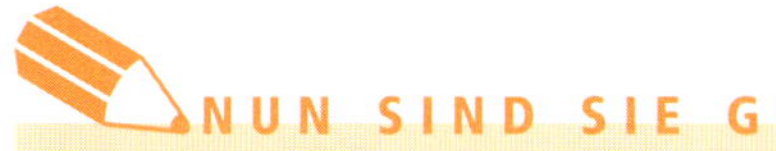

NUN SIND SIE GEFRAGT!

Lassen Sie uns nun zum Abschluss des Kapitels eine kleine Übung durchführen. Betrachten Sie ➤ Abb. 11.

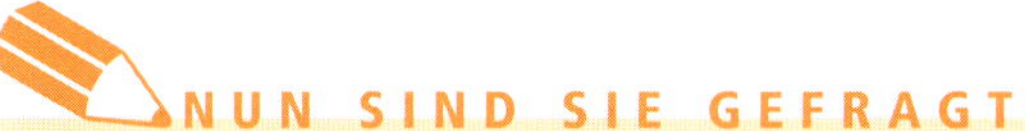

NUN SIND SIE GEFRAGT!

Setzen Sie sich nun fünf Minuten lang bequem hin und lassen Sie sich auf die Übung ein. Denken Sie bitte während dieser fünf Minuten auf gar keinen Fall an den roten Federball spielenden Dinosaurier. Auf gar keinen Fall!

Mit Dinosauriern gegen aufdrängende Gedanken

Hat die Übung geklappt? Haben Sie es wirklich geschafft fünf Minuten lang nicht an den Dinosaurier zu denken? Das kann ich mir kaum vorstellen.

Die meisten Menschen müssen während der fünf Minuten ganz unweigerlich an die dargestellte Szene denken. Manche verändern Teile des Bilds, denken also beispielsweise an blaue Fußball spielende Dinosaurier, aber der Gedanke kommt, ohne es zu wollen, doch in den Sinn: Er drängt sich regelrecht auf. Diese Übung zielt auf die fünfte Regel zum Umgang mit aufdrängenden Gedanken ab: Je mehr man versucht einen Gedanken zu ignorieren, desto stärker wird sich dieser meist aufdrängen. Durch regelmäßiges Üben kann man aber durchaus lernen, mit aufdrängenden Gedanken umzugehen. Sie werden das im Verlauf bemerken. Diese Übung hat nämlich durchaus einen tieferen Sinn.

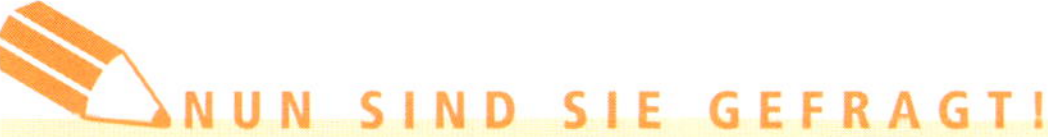

NUN SIND SIE GEFRAGT!

Denken Sie doch bei den nächsten aufdrängenden Gedanken lieber einmal an einen roten Federball spielenden Dinosaurier.

KAPITEL

15 Gedanklich im Netz der Angst gefangen

Im vorherigen Kapitel haben wir uns ausführlich mit der Entstehung von aufdrängenden Gedanken beschäftigt. Zuvor haben wir bereits in ➢ Kapitel 7 besprochen, dass sich das Gefühl der Angst über Gedanken manifestiert. Diesen Zusammenhang wollen wir nun nachfolgend genauer betrachten. Die Übung mit den Federball spielenden Dinosauriern hat gezeigt: Aufdrängende Gedanken können einen **enormen Stellenwert gewinnen**. Klar ist, dass solche aufdrängenden Gedanken enorme Angst und Anspannung verursachen, schließlich geht es im Alltag eines Zwangspatienten meist nicht um Federball spielende Dinosaurier, sondern um unangenehme Gedanken.

Fallbeispiel: sexuelle Zwangsgedanken

Greifen wir das Beispiel eines Patienten heraus, der an **sexuellen Zwangsgedanken** leidet. Der Patient hat während des Einkaufs im Supermarkt den Zwangsgedanken, der Frau, die vor ihm in der Schlange an der Kasse steht, sexuell zu bedrängen. Konkret hat er große Sorge, sie anzufassen und dabei unpassende Dinge zu sagen. Er selbst hat keinerlei sexuelles Interesse an der Frau und erlebt die Zwangsgedanken als etwas sehr Unangenehmes. Der Gedanke drängt sich ihm aber weiterhin auf, er versucht zwar die zuletzt besprochenen fünf Regeln anzuwenden, aber er schafft es nicht, sich von dem unangenehmen Gedanken zu lösen.

Das Netz der Angst entsteht

In dieser Situation entsteht nun das **Netz der Angst**, wie man es in der Therapie bezeichnet[1]:
Die ursprünglich angstauslösende Situation verzweigt sich immer weiter. Der Patient beginnt plötzlich zu denken, dass ihn die Frau nach dem Anfassen bei der Polizei anzeigen wird. Dieser neue angstauslösende Gedanke führt zu weiteren Angstgedanken und damit zu einer Verstärkung der Angst. Der Patient sieht sich in der Folge bildlich im Gerichtssaal sitzen, er sieht sich in einer Gefängniszelle sitzen, er denkt weiterhin, dass er aufgrund der Gefängnisstrafe seinen Job verlieren und obdachlos werden wird. Ein anderer Gedanke betrifft seine Ehefrau. Diese wird ihm sicher nicht verzeihen, dass er eine fremde Frau unsittlich berührt hat, und sich von ihm scheiden lassen. Er denkt, dass er dadurch seine Kinder nicht mehr sehen wird und den Sorgerechtsstreit verlieren wird. Er fühlt sich schlecht, wer glaubt schon einem perversen Menschen wie ihm? Es steht für ihn ganz eindeutig fest, dass er ein schlechter Mensch ist.

Das **Angstnetzwerk** breitet sich also schrittweise aus und **übernimmt die Kontrolle** über den Patienten. Die Angst steigt mit jedem neuen Unterpunkt weiter an, sodass der Patient die Situation irgendwann nicht mehr aushalten

[1] modifiziert nach C. Oelkers, M. Hautzinger: Zwangsstörungen. Weinheim. Beltz, 2013.

kann. Um die Frau vor ihm nicht doch noch tatsächlich anzufassen und ihr anzügliche Sachen zu sagen, wird der Patient versuchen, die Situation zu vermeiden und daher den Supermarkt so schnell wie möglich zu verlassen. Seine Angst ist einfach zu groß.

Angst hat eine Schutzfunktion

Angst hat, wie bereits kurz beschrieben, einen **zentralen Stellenwert in unserem Gefühlsleben**. Sie tritt immer dann auf, wenn wir uns bedroht fühlen, hat also eigentlich eine sinnvolle Funktion. Diese **Schutzfunktion von Angst** wird am Beispiel eines drohenden Unfalls am besten deutlich:
Stellen wir uns dazu vor, wir würden die Straße überqueren wollen. Ein abbiegendes Auto scheint uns nicht zu sehen und droht, uns anzufahren. Von einer Sekunde auf die andere geraten wir in Gefahr. Die nun einsetzende Angst stellt gewissermaßen eine Alarmfunktion unseres Körpers dar. Sie rüttelt uns wach und verhilft uns, schnell reagieren zu können, indem wir vor der drohenden Gefahr fliehen und uns mit einem beherzten Sprung in Sicherheit bringen. Erreicht wird dies durch die plötzliche **Ausschüttung des Stresshormons Adrenalin** in unseren Blutkreislauf. Dabei kommt es in der Folge innerhalb des Bruchteils einer Sekunde auch zu körperlichen Veränderungen. Unser Organismus stellt die Blutversorgung so um, dass das Blut vor allem dort hingeleitet wird, wo wir es benötigen. Wir brauchen jetzt nämlich alle verfügbare Energie in unserer Beinmuskulatur, um den Sprung in Sicherheit schaffen zu können. Unser Herzschlag beschleunigt sich, der Blutdruck steigt. So kommt mehr Blut und damit mehr Sauerstoff und Energie in unsere Muskeln. Um mehr Sauerstoff in unseren Körper zu bekommen, atmen wir zudem schneller. Aktuell unwichtige Funktionen unseres Körpers werden heruntergeschraubt, beispielsweise ist es nun völlig egal, ob wir unser eben eingenommenes Mittagessen weiterverdauen oder nicht. Unsere Haut wird aufgrund der Umleitung des Blutes blass und kalt, wir fangen an zu schwitzen. Unsere Aufmerksamkeit wird vollkommen auf die drohende Gefahr gelenkt. Ist die Gefahr vorüber und wir sind dem Auto erfolgreich ausgewichen, lässt die Angst rasch nach. Die körperlichen Veränderungen werden wieder rückgängig gemacht. Unser Herz schlägt wieder normal, der Blutdruck sinkt und unsere Haut wird wieder rosig. Vielleicht sitzt uns noch kurzzeitig der Schreck in den Gliedern, aber spätestens nach einigen Minuten sind wir wieder ganz entspannt.

Taktgeber Angst

Dieser Ablauf ist aus biologischer Sicht ein wichtiges Merkmal von uns Menschen und vielen Tierarten. Angstreaktionen haben dazu geführt, dass wir in zahlreichen Schritten der Evolution überlebt haben. Schon der Steinzeitmensch auf der Jagd, der plötzlich einem wütenden Mammut gegenüberstand, brauchte die Angst als wichtigen Taktgeber für nachfolgende Handlungen.

Das Netz breitet sich aus

Unser Beispielpatient im Supermakt hingegen verspürt dieses starke Alarmsignal in Momenten, die eigentlich völlig angstfrei sind. In der Warteschlange an der Supermarktkasse zu stehen, ist wenig angsteinflößend. Aber es kann angsteinflößend werden, wenn man andauernd gegen das starke Gefühl ankämpfen muss etwas zu tun, was man eigentlich nicht tun möchte. Ein ver-

GEFÄNGNIS
ARBEITSLOS
OBDACHLOS
VERHANDLUNG
ANZEIGE
FLUCHT ALS LÖSUNG?
ANGST EINE FRAU SEXUELL ZU BELÄSTIGEN
VERÄRGERTE EHEFRAU
SCHEIDUNG
VERLUST DER KINDER
GEFÜHL DER WÄRME
ICH BIN PERVERS UND EIN SCHLECHTER MENSCH.
BETEN UND HÄNDE WASCHEN!

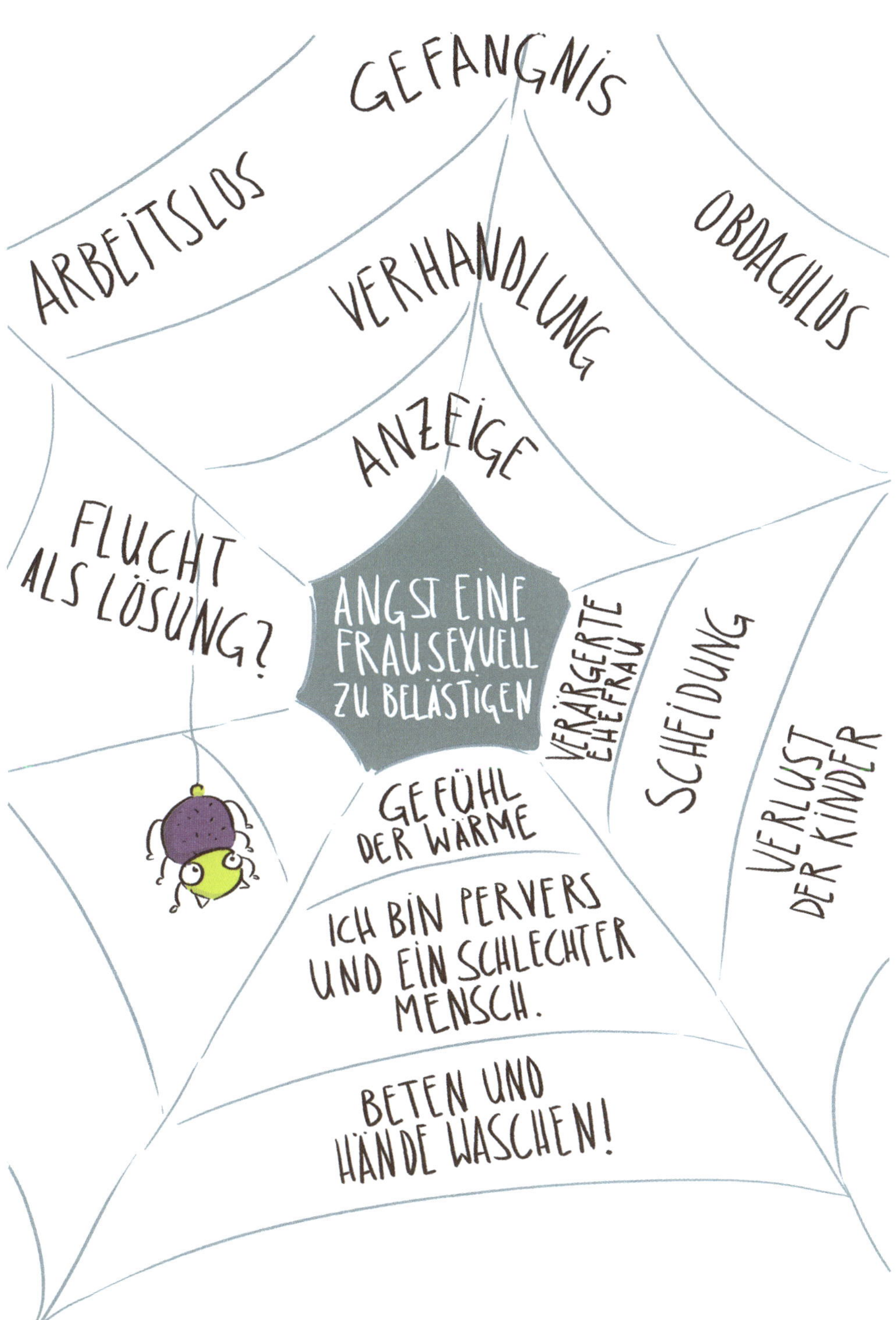

Abb. 12 Das Netz der Angst

meintlich guter Weg zum Abbauen der Angst, ist die Flucht aus der angstmachenden Situation. Dadurch vermeidet unser Beispielpatient einen weiteren Anstieg seiner Angst und kann die Situation vorerst kontrollieren. So denkt er jedenfalls zunächst. Das Problem am Netz der Angst ist nämlich, dass es nach Vermeidung der Situation weiterhin bestehen bleibt. Je größer das Netz ist, desto wahrscheinlicher wird die Angstsituation in Zukunft durch andere Reize wieder aktiviert. So könnte unser Beispielpatient etwa große Ängste bekommen, wenn er ein Polizeiauto sieht, weil ihn dieses an die vermeintlich drohende Gefängnisstrafe erinnert. Das könnte im Verlauf dazu führen, dass es der Patient vermeidet, tagsüber auf die Straße zu gehen, um sich nicht dem Risiko weiterer Angst auszusetzen. Vielleicht machen ihm die Schuldgedanken im Verlauf weiterhin sehr zu schaffen und der Patient nutzt Zwangshandlungen, um seine Angst zu neutralisieren. Etwa indem er wiederholt betet und um Vergebung bittet oder einen Waschzwang entwickelt, weil er sich aufgrund seiner Gedanken schmutzig fühlt.

Man sieht an diesem Beispiel sehr deutlich, dass das **fortgeschrittene Netz der Angst** nur noch sehr wenig mit dem eigentlichen Beginn der Situation zu tun hat. Demzufolge fällt es Angehörigen der Betroffenen häufig schwer, das Problem nachzuvollziehen. Mit etwas Abstand und außerhalb der angstmachenden Situationen wird auch der Patient Schwierigkeiten haben, das Netz der Angst nachvollziehen zu können. Dennoch wird er ohne entsprechende Therapie immer wieder in die gleichen Verhaltensmuster zurückfallen und sich der Angst fügen. Häufig ist das Gefühl der Angst zu stark, um dagegen anzukommen. Entscheidend hierbei können auch **körperliche Angstsymptome** sein. Wir haben bereits in ➤ Kapitel 7 damit begonnen diese miteinzubeziehen.

Körperliche Symptome der Angst

Angstgefühle äußern sich häufig in **körperlichen Symptomen**. Wie oben dargestellt, findet bei einer Angstreaktion eine umfangreiche Anpassung im Körper statt. Dabei kommt es im Zuge der Umstellung der Blutversorgung beispielsweise zu vermehrtem Schwitzen und Herzrasen. Es sind häufig diese körperlichen Symptome, welche von den Patienten zuerst wahrgenommen werden und die Angst so unangenehm machen. Dabei sind nahezu alle körperlichen Symptome möglich: Luftnot, Zittern, Gefühl der Taubheit, Kälte- oder Wärmegefühl, Schwitzen, Übelkeit, Durchfall, Schwindel, Schwäche oder Kopfschmerzen sind am häufigsten bei den Patienten zu finden. Nicht selten werden die körperlichen Symptome in das Netz der Angst integriert. So könnte beispielsweise die Angst, an Bakterien zu versterben, dadurch verstärkt werden, dass der Betroffene seinen Schwindel und das Herzrasen bereits als Zeichen einer tödlichen Wirkung der Bakterien deutet. Unser Beispielpatient an der Supermarktkasse hingegen könnte etwa ein aufkommendes Gefühl der Wärme als unterbewusste sexuelle Erregung fehldeuten und durch diese noch mehr Angst bekommen. Sie müssen sich klarmachen, dass diese körperlichen Symptome im Rahmen einer Angstreaktion einen wichtigen Einfluss auf Ihre Zwangssymptomatik haben können.

Körperliche Symptome ignorieren lernen

Ähnlich wie bei den sich aufdrängenden Gedanken müssen Sie lernen, diese Symptome zu ignorieren. Mit der Zeit wird die Angst geringer werden und mit ihr die Intensität der körperlichen Symptome. Wenn Sie sich unsicher sein sollten, ob eine körperliche Symptomatik nicht doch eine organische Ursache hat, sollten Sie dieses Symptom bei Ihrem Arzt abklären lassen. Das gilt insbesondere dann, wenn die Beschwerden auch außerhalb einer Angstreaktion auftreten. Ist jedoch geklärt, dass die Symptome psychischer Natur sind, gilt es, sie möglichst zu ignorieren, um das Netz der Angst nicht noch weiterzuknüpfen und es dadurch stärker zu machen.

Das Netz der Angst lässt sich auflösen

Die gute Nachricht dabei: **Jedes Netz der Angst lässt sich auch auflösen.** Lernprozesse in unserem Gehirn ermöglichen es, das Netz der Angst gewissermaßen neu zu knüpfen. Um das zu erreichen, müssen Betroffene ihr Netz kennenlernen und damit beginnen, alternative Gedanken und Verhaltensweisen zu üben. Durch wiederholtes Üben ist es möglich, ein neues Netz zu knüpfen, eines das nicht unweigerlich zu mehr Angst und Einschränkung im Alltag führt.

NUN SIND SIE GEFRAGT!

Betrachten Sie zunächst das Netz der Angst unseres Beispielpatienten (➤ Abb. 12). Versuchen Sie anhand des Textes, die Illustration nachzuvollziehen. Im Anschluss sind Sie an der Reihe: Zeichnen Sie Ihr Netz der Angst anhand Ihres persönlichen Zwangsgedankens. Wie weit hat sich ihr Netz bereits ausgebreitet?

KAPITEL

16 Das Zwangtagebuch

Ein Tagebuch hilft bei Verhaltensänderung

In den vorangegangenen Kapiteln haben wir uns schwerpunktmäßig mit Gedanken und Gefühlen beschäftigt, nun wollen wir das Verhalten genauer analysieren. Dazu benötigen wir zunächst ein Werkzeug, welches von nun an eine wichtige Rolle für Sie spielen wird: das **Zwangtagebuch** (➤ Tab. 6).

NUN SIND SIE GEFRAGT!

Machen Sie ganz bewusst ein leeres Notizbuch zu Ihrem Zwangtagebuch. Am besten kaufen Sie zu diesem Zweck ein neues Notizbuch. Es sollte möglichst handlich sein, damit Sie es mit sich tragen können, aber auch ausreichend Platz bieten. Schreiben Sie „Zwangtagebuch" auf den Einband.

Wie man das Tagebuch ausfüllt

Das Zwangtagebuch wird von nun an **bei jeder Situation mit Zwangsgedanken und Zwangshandlungen** zum Einsatz kommen. Der **ideale Zeitpunkt**, um zu schreiben ist unmittelbar nach der entsprechenden Situation – dann ist die Erinnerung noch frisch. Manche Dinge kann man allerdings erst am Abend mit etwas Abstand zur Situation eintragen.

Gehen Sie strukturiert vor

Die meisten der folgenden Punkte kennen Sie bereits aus den vorherigen Kapiteln. Gewöhnen Sie sich ein möglichst strukturiertes Vorgehen an. Mit etwas Übung geht das Schreiben des Zwangtagebuchs irgendwann ganz leicht von der Hand. Schauen Sie sich das nachfolgende Beispiel an. Im Anschluss werden wir die einzelnen Punkte ausführlich besprechen.

Tab. 6 Das Zwangtagebuch

Datum/Uhrzeit (Anfang/Ende)	Auslöser	(Zwangs) Gedanken	Gefühle	Anspannung (0–10)	Körperliche Symptome	Vermeidungsverhalten	Zwangshandlung
25.04./18.45–20.30	Musste Türgriff in der Bank anfassen	Ich habe ekelhafte Bakterien auf der Hand!	Wut auf mich selbst; Angst, verseucht zu sein	9	Herzrasen, Übelkeit	10 Minuten gewartet, dass jemand anderes die Tür öffnet	Exzessives Händewaschen zu Hause

Die erste Spalte

In der **ersten Spalte** notieren Sie zunächst das Datum des jeweiligen Tages. Wichtig ist es zudem, die Anfangs- und die Endzeit der jeweiligen Situation festzuhalten. Nur so bekommen Sie einen Überblick darüber, wie viel Zeit im Alltag durch den Zwang beansprucht wird. Sie sollten dabei immer die komplette Situation einberechnen. Im Beispiel hat sich der Patient etwa bis 19 Uhr im Geldautomatenraum einer Bank aufgehalten. Zunächst hat er versucht, die Tür nicht selbst anzufassen, um sich nicht mit Bakterien zu verseuchen, und darauf gewartet, dass ein anderer Bankkunde die Tür öffnet. Nach 10 Minuten hat er dann selbst die Türklinke angefasst, um aus der Bank zu gelangen, und sich dann auf den Heimweg gemacht, um sich die Hände zu waschen. Das Waschen selbst hat ebenfalls einige Zeit beansprucht. Erst gegen 20.30 Uhr war es ihm möglich, nicht mehr an die Situation zu denken. Insgesamt hat ihn die Situation also fast 2 Stunden aufgehalten. Unser Beispielpatient sollte hier den gesamten Zeitraum in sein Zwangtagebuch aufnehmen.

Den Auslöser beschreiben

In der **zweiten Spalte** notieren Sie den jeweiligen Auslöser der Situation, also das angstbesetzte Objekt. In unserem Fall war es der Türgriff in der Bankfiliale. In der Regel werden Sie keine Schwierigkeiten haben, einen Auslöser zu finden. Falls doch, hilft der einfache **Test**: „Das wäre alles nicht so abgelaufen, wenn …" – in diesem Fall also „… ich nicht den Türgriff hätte anfassen müssen."

Gedanken niederschreiben

Die **(Zwangs)Gedanken-Spalte** ist der richtige Ort zum Notieren Ihrer Gedanken. Dabei ist es zunächst völlig unerheblich, ob es sich hierbei um aufdrängende Zwangsgedanken (wie im Beispiel mit den sexuellen Gedanken an der Supermarktkasse), um Zwangsgedanken im Verlauf des Teufelskreises (wie etwa „Ich werde an den Bakterien in der U-Bahn versterben.") oder, bei fehlenden Zwangsgedanken, um Gedanken handelt, die die Zwangshandlungen begleiten (wie beispielsweise die Erkenntnis, dass es ziemlich nervig ist, seine Tür fünfmal abschließen zu müssen).
Wir haben bereits besprochen, dass Zwangsgedanken und Zwangshandlungen meist gekoppelt auftreten, das muss jedoch nicht immer der Fall sein. Entscheidend ist, dass Sie Ihre Gedanken überhaupt zu Papier bringen, eine Einordnung können Sie auch später noch vornehmen. Unser Beispielpatient notiert hier seinen Zwangsgedanken über die Bakterien auf seiner Hand. Dieser Gedanke wird ihn noch bis zum Abschluss der Situation beschäftigten – ein klares Indiz, dass es sich hierbei um den zentralen Zwangsgedanken handelt.

Gefühle wahrnehmen

In der **Gefühle-Spalte** tragen Sie Ihre Gefühle, die Sie in der Situation empfunden haben, ein. Versuchen Sie, dabei mit den korrekten Gefühlsbegriffen zu arbeiten und keine versteckten Gedanken aufzuschreiben wie Sie es in ➢ Kapitel 7 bereits gelernt haben. Das Gefühl der Angst bzw. das weniger konkrete Gefühl von Anspannung wird sich vermutlich in den meisten Situationen offenbaren. Die anderen Gefühle sind meist etwas versteckter und vom Auslöser abhängig. Der Patient an der Supermarktkasse empfindet vermutlich Scham, die Patientin aus der vermeintlich keimbelasteten U-Bahn empfindet vielleicht Wut auf sich selbst. Mit der Zeit werden Sie auf diese Weise herausbekommen, welche Gefühle in Zwangssituationen eine große Rolle für Sie spielen. Eine solche Auflistung hilft in der Therapie: Wer andauernd wütend auf sich selbst ist, setzt sich vielleicht zu sehr unter Druck. Unser Beispielpatient ist wütend, zudem hat er Angst, durch die Bakterien verseucht zu sein. Dementsprechend notiert er diese beiden Gefühle in der richtigen Spalte.

Anspannung skalieren

Unter **Anspannung** notieren Sie auf einer Skala von 0 (keine) bis 10 (maximal) Ihre maximale Anspannung während der Situation. Versuchen Sie, das System sinnvoll zu verwenden und im Verlauf ein Gespür dafür zu bekommen, wie sich die einzelnen Anspannungsstufen voneinander unterscheiden. Der Beispielpatient hatte unmittelbar nach dem Berühren eine nahezu maximale Anspannung. Er notiert eine 9.

Körperliche Symptome

Die **körperlichen Symptome** aufzuschreiben wird am Anfang vielleicht etwas schwierig sein. Versuchen Sie, sich auf den Beginn der Situation zu konzentrieren und lernen Sie, sich selbst zu beobachten. Im Verlauf werden Sie sich immer besser beobachten und die körperlichen Symptome als harmlose Begleiterscheinung der einsetzenden Angst wahrnehmen können. Der Beispielpatient notiert hier Herzrasen und Übelkeit, zwei der häufigsten körperlichen Symptome im Rahmen einer Angstreaktion.

Vermeidungsverhalten

Die vorletzte Spalte ist dem **Vermeidungsverhalten** gewidmet. Hier werden alle Verhaltensweisen festgehalten, die Sie ausführen, um dem Auslöser aus dem Weg zu gehen. Das kann das Warten darauf sein, dass jemand anderes die Tür öffnet, damit Sie die Klinke nicht anzufassen brauchen. Oder aber die Tatsache, dass Sie die Knöpfe im Aufzug mit dem durch Kleidung bedeckten Ellenbogen betätigen, damit Ihre Haut keinen Kontakt zum Knopf hat.
Wir werden im Verlauf dieses Buches noch ausführlich über Vermeidungsverhalten sprechen, sodass sich mögliche Schwierigkeiten bei der Bearbeitung von selbst legen sollten. Hier hilft erneut der **Test**: „Wenn ich das nicht mache, muss ich den Auslöser in Kauf nehmen." Also im vorliegenden Beispiel: „Wenn ich nicht darauf warte, dass jemand anderes die Tür öffnet, muss ich die Klinke selbst anfassen".

Zwangshandlungen

Die letzte Spalte ist für die **Zwangshandlung** reserviert. Diese sollten Sie mittlerweile recht klar benennen können. Achten Sie insbesondere darauf, ob diese Handlung einen Effekt der Neutralisation hat. Die **Testfrage** lautet: „Durch welche Handlung kann ich meine durch den Auslöser verursachte Angst und Anspannung reduzieren?" Im Beispiel ist dies das übermäßige Händewaschen um damit die vermeintlich durch den Türgriff verseuchten Hände zu reinigen.

Sollten Sie im Verlauf bemerken, dass sich gewisse Situationen wiederholen, sollten Sie diese trotzdem immer neu protokollieren, nur so erhalten Sie ein umfassendes Bild über Ihre Symptomatik.

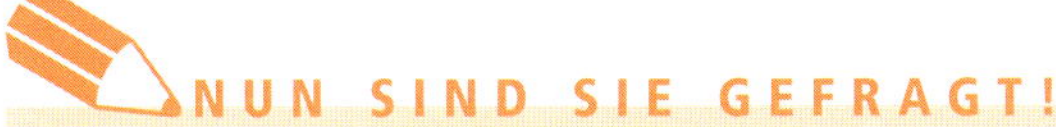

Sie sollten nun damit beginnen das Zwangtagebuch konsequent zu führen. Je besser Sie entsprechende Situationen erfassen, desto leichter wird es Ihnen im Verlauf fallen, an diesen Situationen zu arbeiten. Beginnen Sie am besten gleich heute damit.

Das Zwangtagebuch bildet nicht nur die Arbeitsgrundlage für nachfolgende Therapieinterventionen, es liefert zudem eine gute Rückmeldung darüber, wie sich ihre Zwangssymptome aktuell darstellen. Mit der Zeit wird es zudem eine verlässliche **Chronik Ihrer Symptome**. Ein guter Parameter für die Schwere der Symptomatik ist die Zeit, die Zwangssymptome in Anspruch nehmen.

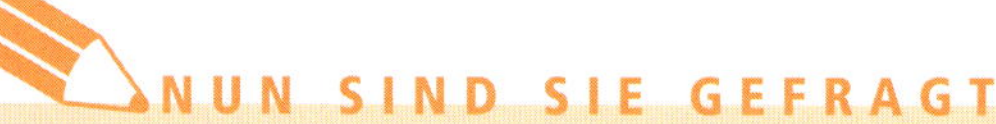

Zeitfresser Zwang

Errechnen Sie am Ende einer Woche die Zeit, die Sie mit Zwangsgedanken und Zwangshandlungen verbracht haben. Machen Sie sich klar, wie viel Prozent Ihrer Lebenszeit Sie damit verschwenden. Bei der Errechnung nutzen Sie folgende Formel aus dem Beispiel:

$$\frac{168}{\text{„Zwangsstunden“}} = \%\ \text{damit verbracht}$$

Beispiel:
In einer Woche (= 168 Stunden) 10 Stunden aufgeschrieben:

$$\frac{168}{10} = 16{,}8\%$$

KAPITEL

17 Analyse des Verhaltens

Mit dem Zwangtagebuch ausgerüstet, können Sie nun zur Analyse Ihres Verhaltens übergehen. Vielen Patienten fällt dies anfangs deutlich leichter, als mit Gedanken oder Gefühlen zu arbeiten.
Lassen Sie uns am Beispiel aus dem oben vorgestellten Zwangtagebuch eine Verhaltensanalyse ableiten. Betrachten Sie sich dazu noch einmal kurz die Beispielsituation (➤ Tab. 6).

Zwei Verhaltensweisen müssen beachtet werden

In der beschriebenen Situation (➤ Kapitel 16) haben wir eigentlich zwei Verhaltensweisen, die es zu beachten gilt: Das **Vermeidungsverhalten** und die **Zwangshandlung**. Das Vermeidungsverhalten ist dabei als Vorstufe anzusehen. Es wird eingesetzt um den Auslöser zu vermeiden. Nehmen wir einmal an, der Beispielpatient hätte Erfolg mit seinem Vermeidungsverhalten gehabt. Etwa dadurch, dass wirklich jemand nach ein paar Minuten in den Vorraum der Bank kommt und sich ihm die Möglichkeit eröffnet, nach draußen zu gelangen, ohne die Türklinke anzufassen. Vermutlich hätte er dann gar nicht seine Hände waschen müssen. Die Situation hat ihn aber auch ohne entsprechendes Ausführen der Zwangshandlung beeinträchtigt. Er hatte quälende Gedanken und hat durch sein Warten Zeit verloren. Deswegen ist es so wichtig, die Situationen im Zwangtagebuch detailliert zu erfassen, ansonsten gehen wichtige Informationen verloren.
Schauen wir uns doch einmal an, welche Konsequenzen sich aus einem geglückten Vermeidungsverhalten ergeben.

Kurzfristige Folgen von Vermeidungsverhalten

Vorab ist es wichtig, sich klarzumachen, dass jedes **Vermeidungsverhalten** zunächst auch deutliche **Vorteile** bietet. Gerade **kurzfristig** gedacht, also in der aktuellen Situation, überwiegen meist die positiven Aspekte des Vermeidungsverhaltens. Das ist auch der Grund, warum sich viele Patienten dafür entscheiden. In unserem Beispiel bedeutet dies Tatsache, dass der Patient in der Bankfiliale ausharrt, bis jemand anderes die Tür öffnet, doch zunächst einmal, dass er den Auslöser vermeidet, der für ihn sehr unangenehm ist: Er muss die Türklinke nicht anfassen. In der Folge wird er deshalb weder Angst noch Anspannung erleben. Sobald er aus der Bank hinausgelangt ist, wird ihn die Situation wahrscheinlich nicht weiter beschäftigen, er hat sie elegant „umschifft".
Aber es lassen sich auch **kurzfristige negative Aspekte** ausmachen: Er verliert Zeit, muss vielleicht sogar länger auf einen anderen Besucher warten. In der Zwischenzeit steht er ziemlich unruhig in der Filiale herum, hat vielleicht das Gefühl, sich vor draußen vorbeilaufenden Passanten zu blamieren. Je nachdem wartet er eventuell sogar mehrere Stunden. Er verpasst wichtige Termine. In jedem Fall ist die Zeit des Wartens für ihn eine sehr unangeneh-

me Zeit. Die Gedanken rasen, er wägt ab, ob er doch selbst die Türklinke bedienen soll oder nicht, und wird über längere Zeit ein hohes Anspannungsniveau aushalten müssen. Das ist auch der Grund warum unser Beispielpatient nach zehn Minuten des Wartens doch beschließt, die Türklinke selbst anzufassen. Er wägt Konsequenzen gegeneinander ab: Noch länger diese Anspannung aushalten? Dann lieber doch die Türklinke anfassen und schnell nach Hause und sich die Hände waschen!

Langfristige Folgen von Vermeidungsverhalten

Kommen wir zu den **langfristigen Folgen** eines erfolgreichen Vermeidungsverhaltens („langfristig" bezieht sich hierbei auf alle zukünftigen Situationen mit ähnlichen Ausgangsbedingungen).
Wir gehen nun also wieder davon aus, dass tatsächlich jemand für unseren Beispielkandidaten die Tür öffnet. Die Lösung, in der Bank zu warten bis jemand anderes die Tür öffnet, kann langfristig gesehen durchaus positiv sein. Konsequent angewendet müsste der Patient nie wieder diese Türklinke anfassen. Vielleicht lassen sich auch Tage und Uhrzeiten ausmachen, in denen die Bank stärker frequentiert ist, sodass es der Patient schafft, einen Kompromiss aus Warten und Vermeiden der Situation zu finden. Er könnte eine Liste führen und die Zeit der einzelnen Versuche stoppen und so den optimalen Zeitpunkt festlegen. Zusammenfassend gesagt kann das Vermeidungsverhalten also auch langfristig erfolgreich sein. Also alles in Ordnung? Keineswegs! Eine hundertprozentige Sicherheit wird es nie geben. Theoretisch besteht immer die Gefahr, dass niemand nach ihm die Bankfiliale betritt. Aufgrund der fehlenden Sicherheit wird unser Beispielpatient immer wieder in Anspannungszustände geraten. Er wird weiterhin Einschränkungen in der Lebensqualität hinnehmen müssen. Er wird viel mehr Gedanken und Zeit in das Vermeidungsverhalten investieren müssen als in die Konfrontation mit der Türklinke. Das zeigt bereits der vielleicht etwas skurril anmutende Vorschlag, die Zeit zu stoppen, um damit optimale Besuchstage auszumachen.

Das entscheidende Argument

Das entscheidende Argument jedoch ist, dass durch eine Beibehaltung des Vermeidungsverhaltens keine Verhaltensänderung möglich ist. Das Vermeidungsverhalten steht der Konfrontation mit der Türklinke im Weg und ist ein **langfristig ungeeigneter Lösungsansatz**, der den Teufelskreis des Zwangs weiter befeuert. Wenn Sie ihre Zwänge also langfristig beeinflussen wollen, müssen Sie das **Vermeidungsverhalten ablegen**. Die einfachste Lösung in der Beispielsituation lautet schließlich ganz klar: die Türklinke anfassen und sich nicht daran stören. Um das lernen zu können, müssen Sie sich der Situation stellen und dürfen kein Vermeidungsverhalten anwenden.

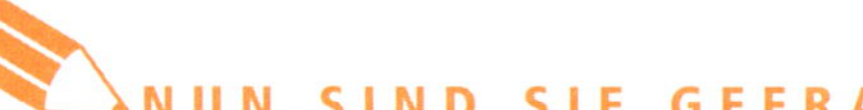

Greifen Sie auf Ihr Zwangtagebuch zurück. Suchen Sie ein exemplarisches Vermeidungsverhalten heraus und analysieren Sie es mithilfe der in der Tabelle vorgestellten Verhaltensanalyse. Beginnen Sie wie im Beispiel mit den kurzfristig positiven und negativen Konsequenzen, um sich im Anschluss den langfristigen zu widmen. Kommen Sie auf ein ähnliches Resultat wie in ➤ Tab. 7 dargestellt?

Tab. 7 Folgen des Vermeidungsgedankens

	Kurzfristig	Langfristig
Positiv	Auslöser (Türklinke) wird vermieden, keine Anspannung, keine Angst, Situation lässt sich elegant „umschiffen"	Kann erfolgreich sein
Negativ	Zeitverlust, Blamage, vielleicht kommt niemand, nachfolgende Termine verpassen, hohe Anspannung	Keine hundertprozentige Sicherheit, Anspannung bleibt, Lebensqualität eingeschränkt, hohe Investition von Zeit und Gedanken, Teufelskreis wird aufrechterhalten, keine Verhaltensänderung möglich

Eine Liste mit Vermeidungsverhalten

Es kann sinnvoll sein, sich eine Liste mit entsprechenden Verhaltensweisen anzulegen, um Vermeidungsverhalten erfolgreich abzulegen. Ihr Zwangtagebuch liefert Ihnen die Grundlage.

17

NUN SIND SIE GEFRAGT!

Erstellen Sie anhand Ihres Zwangtagebuchs eine Auflistung der Vermeidungsverhaltensweisen, die Sie in Zukunft nicht mehr anwenden wollen, weil Ihnen die langfristig negativen Konsequenzen zu groß sind. Formulieren Sie dazu kurze Aufforderungen mit „Wenn ich … werde ich nicht … !" – Ein Beispiel: „Wenn ich in der Bank Geld abheben will, werde ich nicht darauf warten, dass jemand anderes die Tür für mich öffnet!"

Die Konsequenzen-Tabelle

Das Ablegen von vermeidenden Verhaltensweisen wird automatisch dazu führen, dass Sie sich mit den eventuell auftretenden Zwangshandlungen beschäftigen müssen. Sie werden in dem noch folgenden Kapitel zur Exposition lernen, diese zu reduzieren. Jetzt wollen wir zunächst die theoretischen Grundlagen besprechen. Dazu brauchen Sie erneut eine **Konsequenzen-Tabelle** zur Verhaltensanalyse.

Kurzfristige Folgen von Zwangshandlungen

Erneut ist es wichtig, sich zu verdeutlichen, dass die **Zwangshandlungen** zunächst handfeste **positive Vorteile** bieten. Im Fall des exzessiven Händewaschens nach dem Berühren der Türklinke lässt die Anspannung nach dem Waschen deutlich nach. Die Hände sind nun sauber, die Gefahr scheint gebannt. Im Erklärungsmodell des Zwangspatienten ist das Händewaschen die notwendige Konsequenz aus dem Anfassen der Türklinke. Er hat dieses Verhalten entsprechend gelernt. Die **kurzfristig auftretenden negativen Aspekte** nimmt er dafür gerne in Kauf. Etwa die Tatsache, dass er einen entsprechenden Aufwand betreiben muss. Vielleicht wollte er nach dem Besuch in der Bank ursprünglich woanders hin als nach Hause. Nun muss er leider sein Waschritual dazwischenschieben. Auf der kurzfristigen Ebene finden sich selten stark negative Konsequenzen. Das macht die Zwangshandlung auch vermeintlich so effektiv.

Langfristige Folgen von Zwangshandlungen

Betrachten wir nun die **langfristigen Folgen der Zwangshandlung**. Natürlich kann sich der Patient auch dafür entscheiden, die Zwangshandlung beizu-

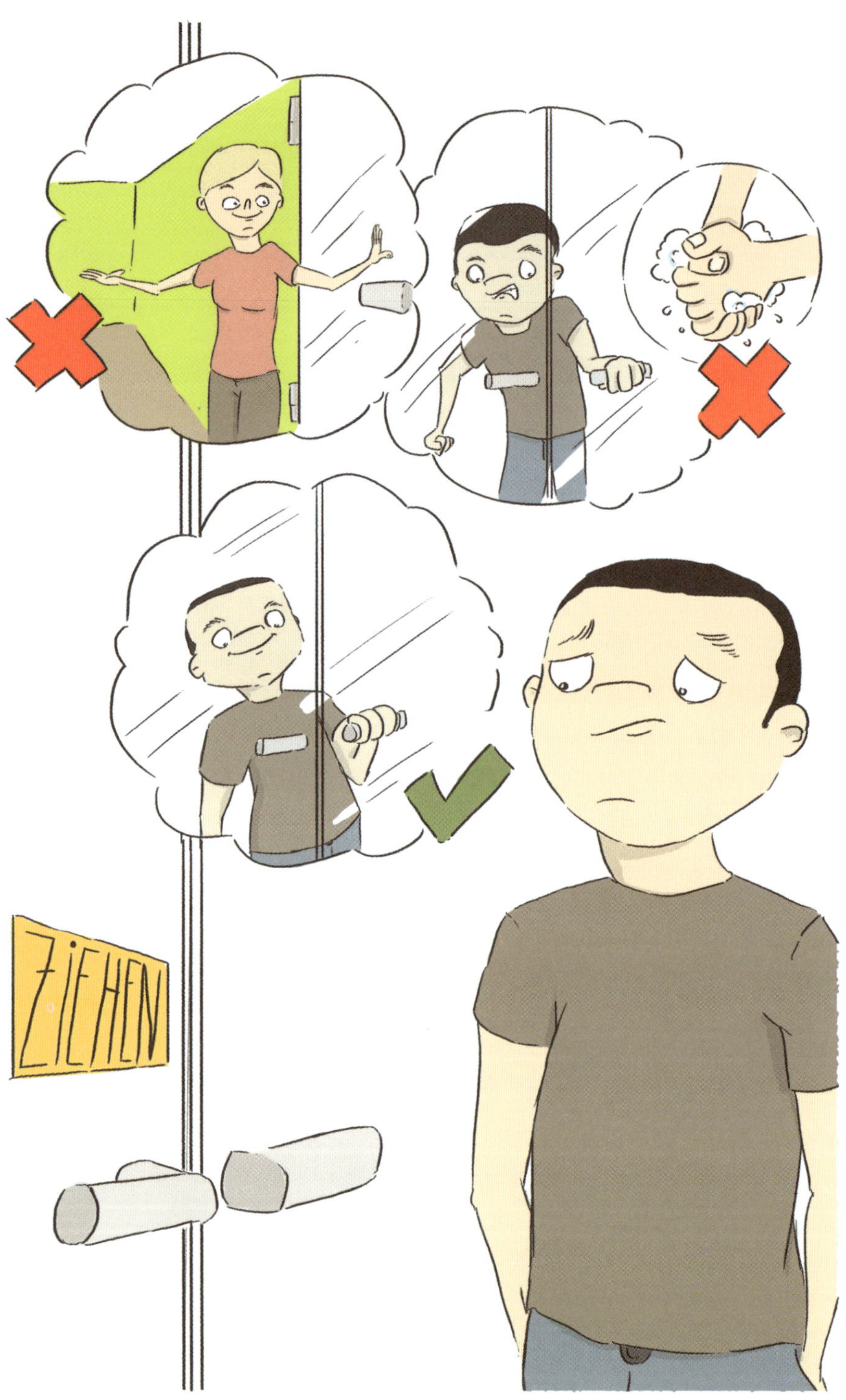

Abb. 13 Vermeidungsverhalten und Zwangshandlungen ablegen

behalten. Er kann beschließen, dass er jedes Mal, nachdem er die Türklinke der Bank angefasst hat, nach Hause fährt und sich ausgiebig die Hände wäscht. Das Konzept funktioniert. Mit der Zeit wird sich zeigen, ob die Entscheidung sinnvoll ist. Das Problem dabei: Es wird nicht nur die Türklinke der Bank sein, die ihm Schwierigkeiten bereitet. Der Zwang wird sich im Verlauf ausbreiten und sich dann auch bei anderen Türklinken, bei Aufzugknöpfen, auf öffentlichen Toiletten oder bei der Mülltonne vor dem Haus zeigen.

Damit sind wir bereits mitten in der Beschreibung der **langfristig negativen Konsequenzen**. Unser Beispielpatient wird weiterhin in jeder dieser Situationen ein starkes Angstgefühl und eine hohe Anspannung erleben. Der Aufwand, den er zur Umsetzung seiner Zwangshandlungen benötigt, wird sich aufgrund des Ausweitens des Zwangs deutlich erhöhen, die Lebensqualität wird dadurch abnehmen. Im Verlauf wird er seine Zwangshandlung ziemlich sicher intensivieren müssen. Er wird sich häufiger die Hände waschen, stärkere Seifen oder gar Reinigungsmittel anwenden müssen und seine Haut schädigen. Wie schon beim Vermeidungsverhalten wird das Beibehalten der Zwangshandlung eine Veränderung verhindern und den Teufelskreis des Zwangs weiter antreiben.

Vermeidungsverhalten und Zwangshandlungen ablegen

Wenn Sie nun die Beispieltabelle (➤ Tab. 8) betrachten, werden Sie mir sicher zustimmen, dass es keine gute Option ist, die Zwangshandlung beizubehalten. Das möglicherweise gute Konzept wird durch die vielen Nachteile relativiert. Es bleibt also dabei: Die beste Lösung in der Beispielsituation ist: die Türklinke anfassen und Zwangshandlungen ablegen (➤ Abb. 13). Sie werden im Verlauf dieses Ratgebers lernen wie man diese Expositionen am besten meistert.

Tab. 8 Folgen der Zwangshandlung

	Kurzfristig	Langfristig
Positiv	Anspannung lässt nach (Hände sind nicht mehr „verseucht")	Möglicherweise auch längerfristig gutes Konzept
Negativ	Aufwand (zeitlich, situativ)	Zwang wird sich auf andere Lebensbereiche ausdehnen, weiterhin starke Ängste und Anspannung, Aufwand wird sich erhöhen, Lebensqualität nimmt ab, Zwangshandlung wird intensiviert, gesundheitliche Schäden, Teufelskreis wird aufrechterhalten, keine Verhaltensänderung möglich

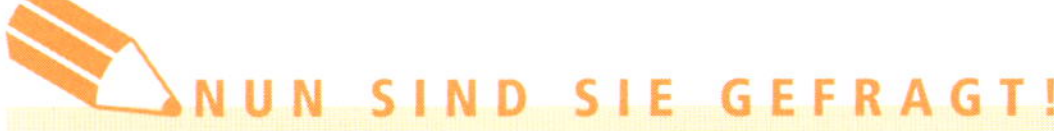

Greifen Sie auf Ihr Zwangtagebuch zurück. Suchen Sie eine exemplarische Zwangshandlung heraus und analysieren Sie diese mithilfe der in der Tabelle (➤ Tab. 8) vorgestellten Verhaltensanalyse. Beginnen Sie wie im Beispiel mit den kurzfristig positiven und negativen Konsequenzen, um sich im Anschluss den langfristigen zu widmen. Kommen Sie auf ein ähnliches Resultat wie im Beispiel? Würden Sie sich eingestehen, dass es höchste Zeit ist, etwas zu verändern?

KAPITEL 18 Das Netz der Angst mit Wahrscheinlichkeitsrechnung auflösen

In ➢ Kapitel 15 haben Sie gelernt wie das **Netz der Angst** durch Gedanken entsteht und welchen zentralen Stellenwert es einnehmen kann. Im Rahmen der Arbeitsaufgabe haben Sie bereits Ihr eigenes Netz der Angst anhand eines persönlichen Zwangsgedankens gezeichnet.

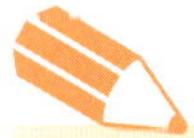

NUN SIND SIE GEFRAGT!

Verschaffen Sie sich erneut einen Überblick über Ihr persönliches Netz der Angst, welches Sie in ➢ Kapitel 15 erstellt haben. Greifen Sie zudem auf die fünf Regeln zum Umgang mit aufdrängenden Gedanken zurück, die Sie im Rahmen von ➢ Kapitel 14 auf eine Karteikarte geschrieben haben. Diese beiden Aufgaben sind die Grundlage für das aktuelle Kapitel.

Wie Sie bereits wissen sind vor allem falsche Bewertungen eines Gedankens daran schuld, dass dieser Angst auslöst und sich ein Netz der Angst bilden kann. Durch diese **Fehlinterpretation einer Situation** bauen sich Anspannung und Angst auf. Der Betroffene kann an nichts anderes mehr denken und gibt dem Gedanken damit eine sehr starke Bedeutung. Wir wollen uns nachfolgend nun insbesondere mit dieser Fehlinterpretation beschäftigen.

NUN SIND SIE GEFRAGT!

Sie haben in ➢ Kapitel 14 bereits damit begonnen, aufdrängende Gedanken aufzuschreiben. Eventuell konnten Sie weitere Gedanken durch Führen des Zwangtagebuchs in ➢ Kapitel 16 sammeln. Um strukturierter arbeiten zu können, sollten Sie diese Aufzeichnungen wie hier am Beispiel der Situation in der Bank übertragen (➢ Tab. 9).

Gedanken aufschreiben, um diese verändern zu können

Wie Sie bemerkt haben dürften ändert sich im Vergleich zum Zwangtagebuch nur die letzte Spalte. Diese zählt die einzelnen Gedankensprünge im Netz der Angst auf. Von oben nach unten nehmen die Gedanken dabei mehr und mehr Platz in Anspruch. Je engmaschiger und detaillierter Sie Ihre Gedanken aufschreiben, desto eher lässt sich damit arbeiten.

Tab. 9 Aufdrängende Gedanken – ein Beispiel

Aufdrängende Gedanken							
Datum/Uhrzeit (Anfang/Ende)	Auslöser	Aufdrängende Gedanken	Gefühle	Anspannung (0–10)	Körperliche Symptome	Vermeidungsverhalten/Zwangshandlung	Automatische Folgegedanken
25.04./ 18.45–20.30	Musste Türgriff in der Bank anfassen	Ich habe ekelhafte Bakterien auf der Hand!	Wut auf mich selbst; Angst, verseucht zu sein	9	Herzrasen, Übelkeit	10 Minuten gewartet, dass jemand anderes die Tür öffnet/exzessives Händewaschen zu Hause	1. Die Bakterien werden durch die Haut in meinen Körper gelangen. 2. Die Bakterien werden mich krank machen. 3. Die Bakterien werden zu meinem Tod führen.

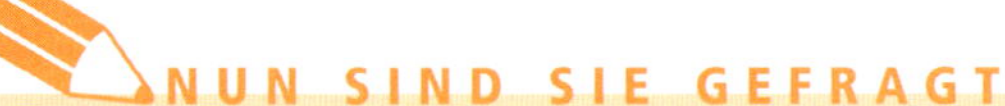

NUN SIND SIE GEFRAGT!

Gewöhnen Sie sich in Zukunft an, automatische Folgegedanken im Zwangtagebuch mit zu erfassen. Wenn Sie keine zusätzliche Spalte erstellen wollen, können Sie diese auch in der Spalte „Aufdrängende Gedanken" protokollieren. Arbeiten Sie am besten mit Pfeilen oder Nummerierungen, um damit die Hierarchie der Gedanken im Netz abzubilden.

18

Wenn die fünf Regeln nicht ausreichen …

Wir werden uns nun mit Techniken vertraut machen, die immer dann zum Einsatz kommen, wenn es Ihnen nicht gelingt, die aufdrängenden Gedanken mithilfe der fünf Regeln loszuwerden. Da aufdrängende Gedanken einen negativen Einfluss auf Gefühle, das Anspannungsniveau, körperliche Symptome und nachfolgende Handlungsweisen haben, lässt sich durch therapeutische Arbeit an diesen Gedanken ein positiver Einfluss auf die gesamte Psyche erreichen. Alle Gedanken, die trotz konsequenter Anwendung der fünf Regeln aus ➤ Kapitel 14 weiterhin präsent sind, werden wir nun zuerst einer sogenannten **Realitätsüberprüfung** unterziehen.

… greift die Realitätsüberprüfung

Zwangspatienten neigen dazu, Gefahren zu überbewerten. So blendet unser Beispielpatient etwa die Tatsache, dass Bakterien nicht einfach so durch die Hand wandern, völlig aus. Zudem ist die Wahrscheinlichkeit, sich an der Türklinke einer Bankfiliale eine tödliche Erkrankung einzufangen, unwahrscheinlich gering. Um das Ganze einmal rechnerisch darzustellen, wollen wir nachfolgend davon ausgehen, dass die konkrete Sorge darin besteht, sich an der Türklinke mit HIV zu infizieren. Was müsste alles geschehen, damit eine derartige Situation eintritt?

Beispiel

Zunächst einmal müsste ein HIV-positiver Mensch unmittelbar vor der Situation ebenfalls in der Bank gewesen sein. In Deutschland gibt es etwa 800.000 Menschen, die HIV-positiv sind. Umgerechnet auf die Einwohnerzahl ist das also etwa jeder Tausendste. Die meisten dieser Patienten haben aufgrund einer adäquaten Behandlung eine niedrige Viruslast, das heißt sie sind aktuell nicht ansteckend. Genaue Zahlen kann ich Ihnen diesbezüglich nicht nennen, aber gehen wir der Einfachheit halber einmal davon aus, dass jeder zweite HIV-Positive wirklich aktuell ansteckend ist (auch wenn die tatsächliche Zahl wahrscheinlich sehr viel niedriger liegt). Das heißt, wir hätten in ganz Deutschland 40.000 Menschen, an denen man sich potenziell anstecken könnte. Das bedeutet auch, dass nur jeder zweitausendste Einwohner überhaupt ansteckend ist. Gehen wir außerdem davon aus, dass diese Menschen gleichmäßig verteilt sind. Dann würde also jeder zweitausendste Bankbesucher tatsächlich HIV-positiv sein.

Da HIV vor allem über Blut übertragen wird, müsste dieser Besucher nun eine blutende Wunde an der Hand haben und sein Blut versehentlich auf der Türklinke hinterlassen. Sagen wir einmal, dass eine solche Situation nicht sehr wahrscheinlich ist und vielleicht bei einem von 3.000 Besuchern der Bank vorkommt. Zudem müsste derjenige übersehen, dass er Blut auf der Türklinke verloren hat, was wahrscheinlich in der Hälfte der Fälle vorkommen könnte. Nun darf nicht allzu viel Zeit vergehen, da das Virus an der Luft nur begrenzte Überlebenschancen hat. In dieser Zeit darf niemand anderes die Tür benutzen, wir müssen also die Nächsten sein. Nehmen wir weiterhin eine Wahrscheinlichkeit von 1 : 5 an, dass wir unmittelbar nach einer HIV-positiven Person die Tür anfassen.

Damit das Virus in unseren Körper gelangt, benötigt es eine sogenannte Eintrittspforte (die Wahrscheinlichkeit, das HI-Virus ohne offene Wunde aufzunehmen, liegt bei 0%). Nehmen wir dennoch einmal an, dass ein blutender Mensch direkt vor uns durch das Zuschlagen der Tür bewirkt, dass ein kleiner Metallsplitter, der mit dem Blut benetzt ist, von der Türklinke „abgesprengt" wird. Gesicherte Zahlen hinsichtlich eines derartigen Falles liegen nicht vor, für unser Rechenbeispiel nehmen wir einfach die sehr optimistische Wahrscheinlichkeit von 1 : 5.000 an. Wenn man sich dann tatsächlich stechen sollte, dann ist das Risiko einer Infektion vergleichbar mit einer Verletzung an einer mit HIV-positivem Blut verunreinigten Spritze. Diese liegt bei etwa 1 : 300. Um das noch einmal deutlich zu machen: Selbst wenn wir uns 300 Mal exakt auf diese Art und Weise verletzen würden, würde in 299 Fällen nichts passieren.

Das Gesamtrisiko berechnen

All diese Szenarien müssten also in exakt dieser Reihenfolge ablaufen, damit tatsächlich ein Risiko besteht. Nach den Regeln der Wahrscheinlichkeitsrechnung multiplizieren wir die Einzelwahrscheinlichkeiten und erhalten so eine Gesamtwahrscheinlichkeit. Lassen Sie uns dazu die folgende Tabelle betrachten (➤ Tab. 10[1]).

[1] modifiziert nach W. Ecker: Die Krankheit des Zweifelns. Wege zur Überwindung von Zwangsgedanken und Zwangshandlungen. CIP-Medien. 1999.

Tab. 10 Wahrscheinlichkeitstabelle

Situation	Wahrscheinlichkeit
Ansteckender HIV-Patient in der Bank	1 : 2.000
Blutverlust des Patienten	1 : 3.000
Blut wird übersehen	1 : 2
Als Nächster an der Tür	1 : 5
Metallsplitter an der Tür	1 : 5.000
Wahrscheinlichkeit einer Infektion	1 : 300
Insgesamt	1 : 200 × 1 : 3.000 × 1 : 2 × 1 : 5 × 1 : 5.000 × 1 : 300 = 0,000000000000009%

Aus wahrscheinlich wird sehr unwahrscheinlich

Sie werden mir zustimmen, dass dies eine Zahl mit sehr vielen Nullen nach dem Komma ist. Wir bewegen uns hier in Wahrscheinlichkeitsbereichen der Marke „den Jackpot in der Lotterie gewinnen und im selben Moment von einem Blitz getötet werden". Beide Beispiele werden immer gerne verwendet um Unwahrscheinlichkeiten auszudrücken, die Kombination ist erst recht unwahrscheinlich. Warum machen Sie sich also Sorgen, sich an einer Türklinke mit HIV zu infizieren?

18

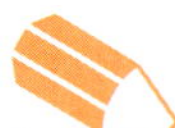

NUN SIND SIE GEFRAGT!

Greifen Sie auf einen Zwangsgedanken zurück und überprüfen Sie die Wahrscheinlichkeiten der einzelnen Schritte wie im obigen Beispiel. Es kommt dabei nicht auf exakte Wahrscheinlichkeiten an, Sie sollen lediglich einen Näherungswert erhalten, um festzustellen, dass dieser ziemlich unwahrscheinlich ist. Wie wirkt das Ergebnis auf Sie?

Der Zwangspatient wird die Gefahr einer Infektion mit HIV, allen Wahrscheinlichkeiten zum Trotz, zunächst als sehr real ansehen. Für Ihn geht es hier nicht um unzählig viele Stellen nach dem Komma. Die Situation fühlt sich so bedrohlich an als würde ein Münzwurf mit einer 50 : 50-Chance darüber entscheiden, ob er sich mit dem HI-Virus infiziert oder nicht. Es kann hilfreich sein, sich die reale Wahrscheinlichkeit aufzuschreiben und an die einzelnen Abzweigungen im Netz der Angst zu schreiben. So lassen sich die automatischen Folgegedanken schrittweise überprüfen: „Okay, ich habe Angst, mich hier mit HIV zu infizieren, aber die Wahrscheinlichkeit, dass einer dieser wenigen Menschen hier überhaupt HIV-positiv ist, die ist doch recht gering. Schließlich ist nur jeder tausendste Mensch überhaupt HIV-positiv und dann muss er auch noch ansteckend sein. Mal sehen, wie wahrscheinlich war das noch mal?"

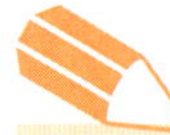

NUN SIND SIE GEFRAGT!

Arbeiten Sie mit Ihrem Netz der Angst und mit Ihrer Auflistung der aufdrängenden Gedanken und ergänzen Sie die Aufzeichnungen um Wahrscheinlichkeiten, die die einzelnen Schritte betreffen.

KAPITEL

19 Weitere Techniken zum Auflösen des Netzes

Konsequenzen beachten

Sind Sie schon etwas beruhigter? Wenn nicht, dann kann es hilfreich sein, im nächsten Schritt auf die **Konsequenzen**, die Sie befürchten, zu achten. Zwanghafte Personen leben in ständiger Angst, die Kontrolle zu verlieren. Selbst wenn man ihnen vorrechnet wie unwahrscheinlich es ist, dass es wegen eines Kurzschlusses zu einem Brand in der Wohnung kommt, werden Sie die Konsequenzen so sehr fürchten, dass Sie weiterhin Kontrollverhaltensweisen zeigen werden. Die entscheidende Frage lautet also: Welche Sorgen, stecken hinter den Gedanken? Auch diese Konsequenzen kann man realistisch betrachten und entsprechend einsortieren. Befürchtet der Betroffene etwa finanzielle Schäden durch einen Wohnungsbrand? In der Regel sind Wohnungen gegen Feuerschäden versichert. Ein Blick in die Versicherungsunterlagen genügt und das Thema kann vom Tisch sein. Stehen eher Gedanken, die Nachbarn durch den Brand zu verletzen, im Vordergrund? In jeden Haushalt gehört ohnehin ein Rauchmelder. Sie sollten sich jetzt allerdings nicht 50 Rauchmelder in die Wohnung hängen und täglich mehrere Stunden mit Wartung und Pflege dieser Melder verbringen. Sie merken schon: Das Betrachten der Konsequenzen sollte vorsichtig angegangen werden, es kann nämlich zu einer **Verschiebung des Problems** kommen. Eine derartige Verschiebung sollte dann unbedingt im Rahmen einer Psychotherapie aufgefangen werden. Bei der Abschätzung der Konsequenzen kann es hilfreich sein, die Meinung anderer einzuholen. Vielleicht wurde dem Betroffenen in der eigenen Familie vorgelebt, dass man pro Zimmer lieber drei Rauchmelder anbringen sollte. Ein Abgleich der „eigenen" Realität mit der Meinung anderer bringt hier Klarheit.

Man kann sich nicht gegen alles schützen

Letztlich muss dem Zwangspatienten eines klar werden: **„Leben ist immer lebensgefährlich."** Das konstatierte bereits Erich Kästner. Man kann sich nicht gegen alle Eventualitäten schützen. Das Haus kann auch abbrennen, wenn der Nachbar beim Rauchen einschläft, die U-Bahn kann verunglücken und man stirbt, ohne dass gefährliche Bakterien eine Rolle dabei spielen. Es gibt Dinge, die man nicht beeinflussen kann. Ganz egal, wie viel Kontrolle man auch ausübt. Diese Tatsache sollte zu denken geben. Es geht doch in erster Linie um die Frage: Kann man seine endliche Lebenszeit nicht sinnvoller nutzen als damit, mögliche Gefahren kontrollieren zu wollen?

Übung zur Verantwortlichkeit

Bei Zwangspatienten verschwimmt häufig der Bereich **Verantwortung** mit den tatsächlichen Möglichkeiten, Einfluss auf eine Situation zu haben. Besonders deutlich wird dies in Situationen aus dem Berufsleben. Lassen Sie uns dazu ein kleines Experiment durchführen.

NUN SIND SIE GEFRAGT!

Betrachten Sie ➤ Abb. 14 zur Verantwortlichkeit in Ihrem aktuellen oder zuletzt ausgeübten Beruf. Stellen Sie sich nun die schlimmstmögliche Situation vor, die in Ihrem Berufsleben passieren könnte: Wie viel Prozent Verantwortung würden Sie sich selbst in dieser Situation zuschreiben? Markieren Sie die Stelle im Diagramm.

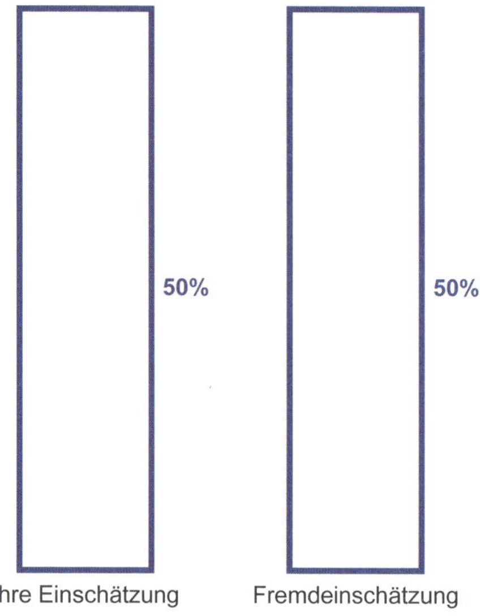

Abb. 14 Diagramm zur Verantwortlichkeit (modifiziert nach: P. M. Emmelkamp und C. van Oppen: Zwangsstörungen. Hogrefe Verlag, Göttingen. 2000)

NUN SIND SIE GEFRAGT!

Lassen Sie nun das gleiche Diagramm von einer anderen Person ausfüllen. Idealerweise ist diese Person ein befreundeter Arbeitskollege oder zumindest jemand, der Sie im Berufsleben gut kennt und weiß, welche Strukturen dort vorherrschen. Achten Sie darauf, dass derjenige Ihr Diagramm nicht vorab zu Gesicht bekommt. Bitten Sie ihn, ebenfalls an die schlimmstmögliche Situation zu denken und Ihre Verantwortlichkeit in Prozent einzutragen. Im nächsten Schritt soll er die restlichen Prozentzahlen auf andere Verantwortliche verteilen. Übertragen Sie beide Ergebnisse in ➤ Abb. 14. Fällt Ihnen etwas auf?

Viele **Zwangspatienten überschätzen Ihre eigene Verantwortlichkeit** maßlos. Um das zu veranschaulichen, möchte ich Ihnen eine Beispielpatientin vorstellen, die als Krankenschwester arbeitet. Ihre Zwangsgedanken betreffen die Patienten, die von ihr versorgt werden. Aus Sorge, einem Patienten versehentlich aufgrund einer Verwechslung ein falsches Medikament zu geben, kontrolliert sie zwanghaft die Medikamentenkurven und die bereitgestellten Medikamente. Sie macht sich große Sorgen, durch ihr Fehlverhalten einen Patienten umzubringen. Nach ihrer Schicht kommt sie häufig unter einem Vorwand zurück auf Station, um erneut kontrollieren zu können.

Würde man mit besagter Beispielpatientin die ober beschriebene Übung durchführen, würde wahrscheinlich folgendes Ergebnis dabei herauskommen (➤ Abb. 15).

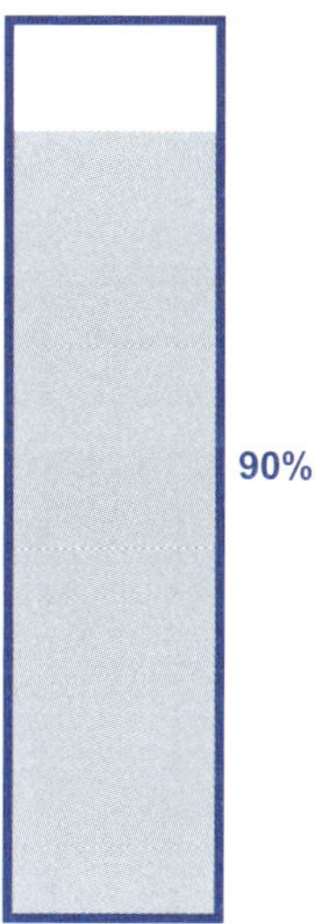

Abb. 15 Diagramm zur Verantwortlichkeit – Beispielpatientin

Überschätzung der eigenen Verantwortung

Wir sehen, dass sich die Patientin hier fast ausschließlich selbst die Schuld am Tod eines Patienten gibt. Sie vergisst dabei jedoch, dass es noch andere Verantwortliche in dieser Situation gibt: Den Arzt zum Beispiel, der dafür zu sorgen hat, dass die Medikamentenkurven korrekt ausgefüllt sind, aber leider

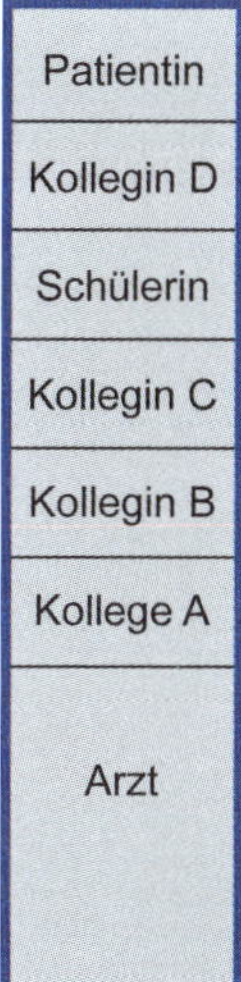

Abb. 16 Diagramm zur Verantwortlichkeit – Kollegin der Beispielpatientin

DER KATASTROPHALE TAG

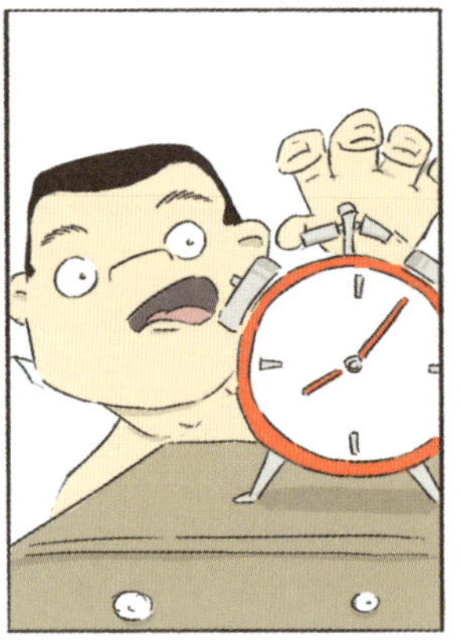

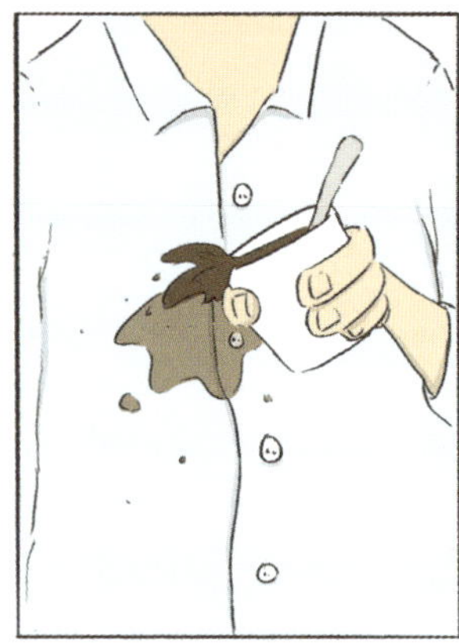

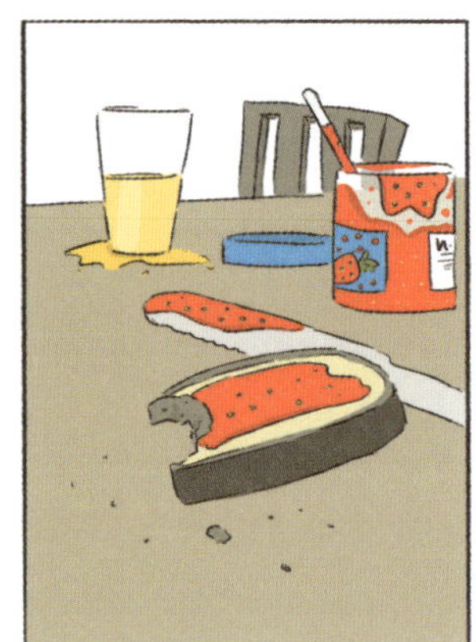

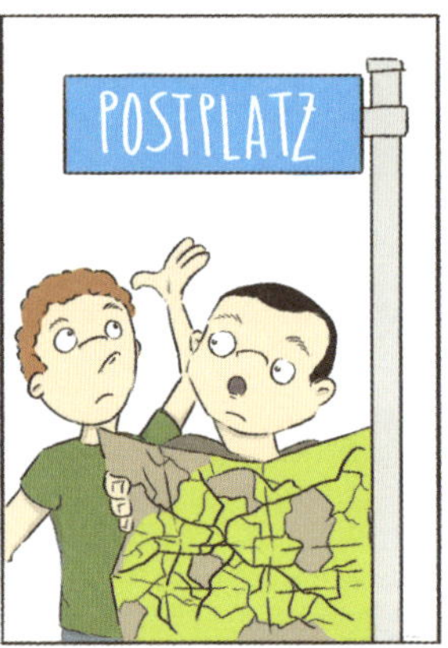

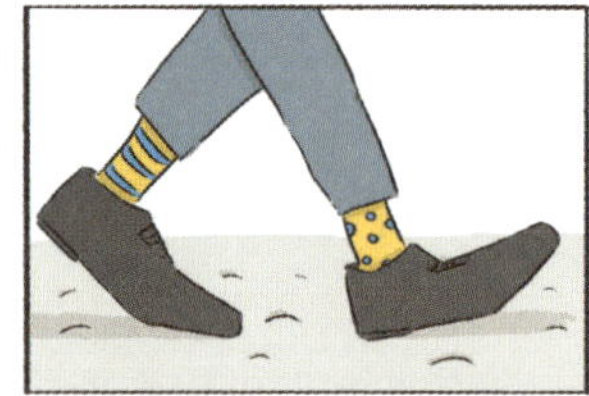

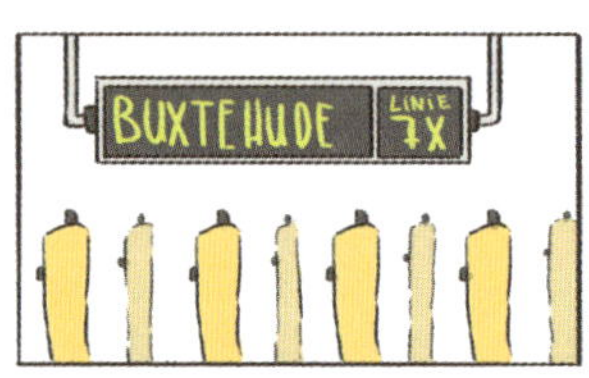

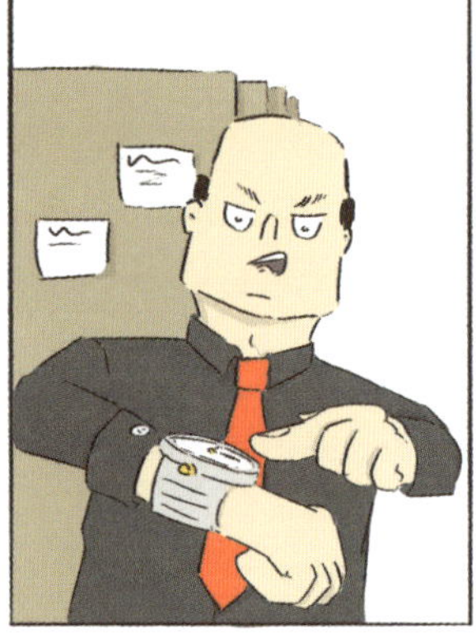

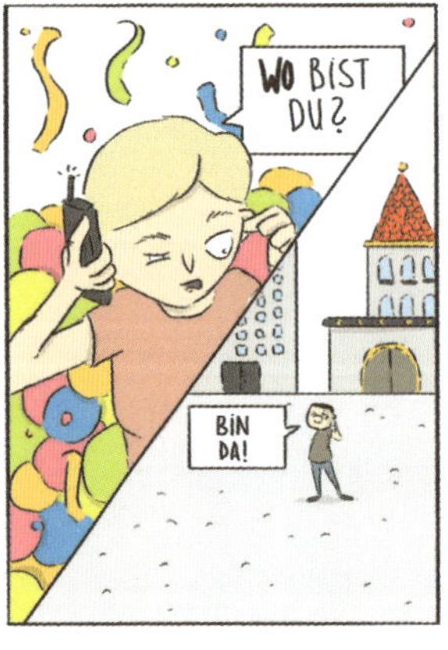

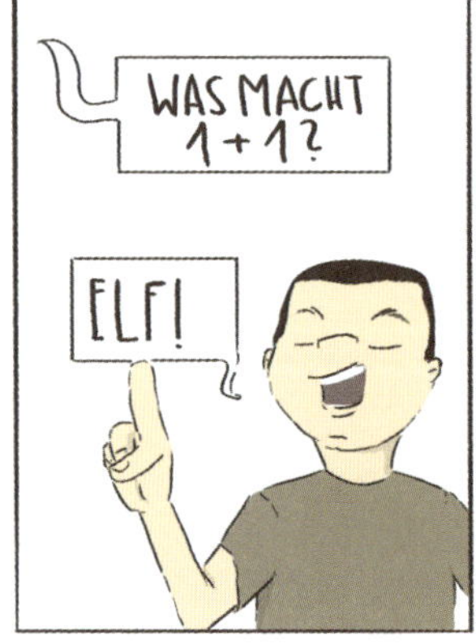

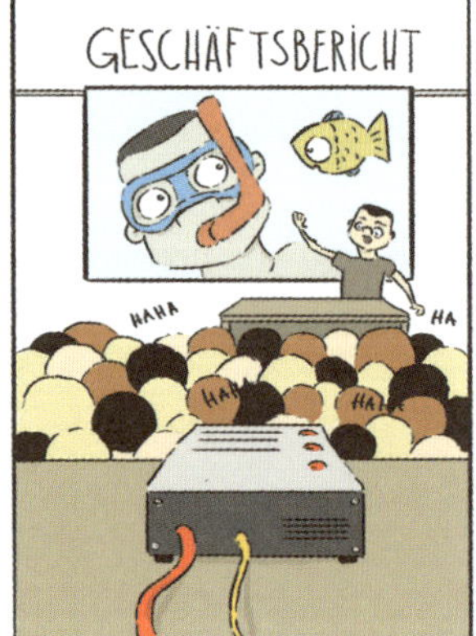

Abb. 17 Der katastrophale Tag

immer so unordentlich schreibt und daher eine große potenzielle Fehlerquelle darstellt. Die anderen pflegerischen Kollegen, denen eine Verwechslung ebenfalls auffallen müsste. Die Pflegeschülerin, die noch ganz neu auf der Station ist. Eventuell auch der Patient, der sich wundert, dass aus seiner roten Pille eine blaue geworden ist (auch wenn man ihm natürlich keine Verantwortung auferlegen darf). In jedem Fall wird ihre – tatsächliche – Verantwortung im Vergleich zu dem Diagramm, das von ihr ausgefüllt wurde, deutlich niedriger sein. Nachfolgend das Beispieldiagramm, das von ihrer Arbeitskollegin ausgefüllt wurde (➤ Abb. 16).

Geringe Wahrscheinlichkeit von Fehlern

Diese Übung macht deutlich: Sie teilen sich die Verantwortlichkeit stets mit anderen Personen. Hinzu kommt die Tatsache, dass Sie aufgrund Ihrer zwanghafteren Denkstruktur vermutlich gewissenhafter arbeiten als die anderen. Die Wahrscheinlichkeit, dass die anderen Fehler machen, ist also größer. Um bei einem Alltagsbeispiel zu bleiben: Ganz ehrlich, wie oft war Ihre Wohnungstür wirklich nicht abgeschlossen, als Sie noch einmal zurückgelaufen sind, um zu kontrollieren? Die Krankenschwester aus unserem Beispiel tut also gut daran, die ganze Angelegenheit entspannter zu sehen. Zumal die Gefahr, dass der Patient stirbt, weil er versehentlich das falsche Medikament eingenommen hat, in der Regel sehr niedrig ist, zumindest bei den allermeisten Medikamenten, die im Krankenhaus verabreicht werden. An dieser Stelle würde sich nun erneut eine Berechnung der Gesamtwahrscheinlichkeit anbieten.

Wo kommt der Perfektionismus her?

Interessanter als die Frage nach dem Verlauf dieses unwahrscheinlichen schlimmstmöglichen Ereignisses ist die **Frage nach den Ursachen**. Woher rührt der **übertriebene (ungesunde) Perfektionismus** der Beispielpatientin? Häufig finden sich die Ursachen in der Biografie, etwa in der eigenen Erziehung. Manchmal steht auch eine Unsicherheit im Raum. Vielleicht fühlt sich die Beispielpatientin in ihrem Beruf überfordert? Derartige Ursachen lassen sich im Rahmen einer Psychotherapie sehr gut aufdecken, es kann jedoch nicht schaden, sich bereits jetzt ein wenig damit zu befassen und dem Perfektionismus die kalte Schulter zu zeigen. Eventuell können sie dabei bereits etwas über mögliche Ursachen herausfinden. Ich lege ihnen die abschließende Übung ans Herz. Ich nenne sie den **„katastrophalen Tag“** (➤ Abb. 17):

Ein katastrophaler Tag

NUN SIND SIE GEFRAGT!

Sie werden diesen katastrophalen Tag damit beginnen, dass Sie verschlafen werden. Stellen Sie sich den Wecker bewusst zu spät. Wer zu spät kommt, muss schnell frühstücken, ein Kaffeefleck auf dem Hemd oder der Bluse ist da schon vorprogrammiert. Und sind das nicht eigentlich zwei verschiedene Socken, die Sie da tragen?
Auf dem Weg zur Arbeit kann ebenfalls viel passieren: Sie steigen in den falschen Bus oder Zug ein und kommen noch später. Fragen Sie auf der Straße vor Ihrer Arbeitsstelle jemandem nach dem Weg zu Ihrer Arbeit. Heute ist ein katastrophaler Tag, vergessen Sie das nicht! Da kann man schon einmal die Orientierung verlieren. Nehmen Sie sich vor, bei der Arbeit mindestens einen kleineren Fehler zu machen. An einem solchen Tag kann man zum Beispiel schon einmal versehentlich den Beamer während der Präsentation ausschalten. Man kann auch einmal ein Glas Wasser auf dem Konferenztisch verschütten oder sich aus dem eigenen Zimmer aussperren. Seien Sie kreativ, heute ist alles erlaubt. Zwingen Sie sich, auf eine Frage bewusst eine falsche Antwort zu geben, auch wenn Sie die richtige eigentlich wissen.
Wenn Sie noch können, dehnen Sie die Übungen auf die Zeit nach Feierabend aus. Warum nicht am falschen Treffpunkt mit den Freunden erscheinen? Kann einmal passieren, oder? Müssen die Freunde eben kurz auf Sie warten. Warum nicht wieder etwas verschütten oder vergessen? Solche Tage haben wir alle einmal, das ist menschlich. Und sehen Sie: Es ist gar nichts Schlimmes passiert.
Morgen dürfen Sie wieder einen ganz normalen Tag erleben. Aber diesen katastrophalen Tag, den werden Sie so schnell nicht vergessen!

KAPITEL

20 Was wäre, wenn ...

Exposition löscht Zwänge

Sie konnten bis zu diesem Punkt schon viel über Ihre Zwangssymptomatik erfahren. Hoffentlich konnten Sie mithilfe der vorhergehenden Kapitel bereits erste Veränderungen bewirken. Nun wird es therapeutisch gesehen am anstrengendsten. Wir nähern uns dem Kern der Psychotherapie von Zwangsstörungen: dem Auseinandersetzen mit der Situation, die die Zwangssymptome auslöst, in der Fachsprache **Exposition** genannt. Dieses Verfahren ist in der Lage, einer dauerhafte Löschung der Zwangssymptomatik und das endgültige Auflösen des Netzes der Angst zu bewirken.

Ein zwangsfreier Tag

Wie funktioniert eine solche Exposition? Man begibt sich als Therapeut mit dem Patienten in die auslösende Situation und lässt ihn diese Situation so lange aushalten, bis sich seine Anspannung von selbst wieder legt, ganz ohne Zwangshandlungen oder Vermeidungsverhalten.
Das wird den Patienten zunächst stark ängstigen. Seine Zwangshandlungen oder vermeidenden Verhaltensweisen hatten schließlich bislang einen hohen Stellenwert eingenommen. Diese Erfahrung ist jedoch sehr wichtig (dem Patienten muss eine Übung schwerfallen, sonst kann sie nicht wirken). Dabei ist es entscheidend, den Patienten da abzuholen wo er gerade steht. Es wäre natürlich eine möglicherweise durchschlagende Exposition, unsere Beispielpatientin mit der Angst vor gefährlichen Keimen in der U-Bahn aufzufordern, die Haltegriffe abzulecken, um dadurch ihre Ängste und Zwangssymptome in den Griff zu bekommen. Es würde sie aber höchstwahrscheinlich sofort überfordern. Die Frage ist zudem, ob eine solche Übung gerechtfertigt ist. Würde man selbst so etwas tun oder gibt es nicht gar eine gesunde Abneigung gegen das Ablecken von Haltegriffen in der U-Bahn? Man beginnt meist mit kleinen Schritten und erreicht so Stück für Stück Therapieerfolge mit dem Patienten. Den ersten Schritt sollte dabei eine Einstiegstechnik darstellen. Diese werden wir uns in ➤ Kapitel 21 zusammen ansehen. Zuvor müssen wir jedoch noch einige Voraussetzungen schaffen. Beginnen wir mit einer kleinen Übung, ich nenne sie den **„zwangsfreien Tag"**.

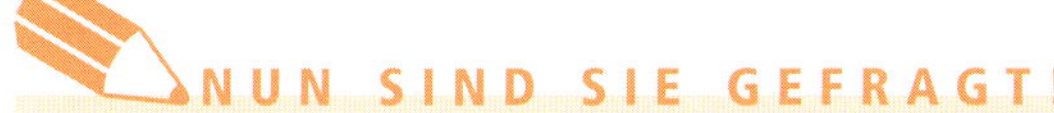

NUN SIND SIE GEFRAGT!

Stellen Sie sich vor, Sie erwachen eines morgens, nachdem Sie ganz lange und tief geschlafen haben. Zunächst scheint alles so wie immer, aber bald bemerken Sie, dass der Traum heute Nacht scheinbar realer war als angenommen. Eine gute Fee hat Ihnen Ihren sehnlichsten Wunsch erfüllt: Sie haben ab sofort keine Zwänge mehr. Wie würde dieser zwangsfreie Tag aussehen? Was würden Sie unternehmen? Wofür hätten Sie wieder richtig viel Zeit? Schreiben Sie einen kurzen Aufsatz darüber wie dieser Tag verlaufen würde. Wäre es ein guter Tag?

Die aktuelle Wirklichkeit mag im Moment anders aussehen, aber noch sind Sie Ihre Zwänge nicht losgeworden. Was aber, wenn ich Ihnen sage, dass Sie dazu gar keine gute Fee brauchen? Sie selbst können sich Schritt für Schritt Ihren Wunsch nach einem zwangfreien Tag, nach einem zwangfreien Leben erfüllen.

Eine Rangliste erstellen

Die Übung liefert Ihnen eine gute Motivation, sich Ihren Zwängen zu stellen. Nun ist es an der Zeit, den ersten Schritt als eigene gute Fee zu unternehmen. Rufen Sie sich Ihre Zwangssymptome erneut ins Gedächtnis. Sie haben in den zurückliegenden Kapiteln bereits mit dem Zwangtagebuch und anderen Auflistungen gearbeitet und sollten an dieser Stelle sehr gut wissen, unter welchen Symptomen Sie am meisten leiden.

Erstellen Sie auf einem leeren Blatt Papier eine Rangliste ihrer Zwangssymptome. Schreiben Sie ganz oben Ihren schwerwiegendsten Zwang auf und darunter Zwänge, die Sie aus Ihrer Sicht leichter ablegen können. Die Zwangssymptome sollten dabei möglichst konkret nach Situationen aufgeschlüsselt sein, damit Sie sich selbst klarmachen können, welche verschiedenen Auslöser es gibt. Es sollte eine möglichst klare Handlungsanweisung daraus entstehen, wie zum Beispiel: „Geld anfassen, ohne die Hände zu waschen." Sie werden die Liste im Rahmen der folgenden Expositionen schrittweise von unten nach oben durcharbeiten und sich so ein zwangfreies Leben ermöglichen – ganz ohne gute Fee.

Realistisch bleiben

Es ist wichtig, bei dieser Rangliste eine **realistische Vorstellung** zu bewahren. Je nach Schwere der Symptome sollten Sie ihre Ziele deswegen anpassen. Wenn Sie bislang 50-mal am Tag Ihre Hände waschen mussten, werden Sie nicht von heute auf morgen damit aufhören können. Sie könnten aber versuchen nur noch 25-mal zu waschen oder das Schloss der Tür nur noch einmal zu kontrollieren.

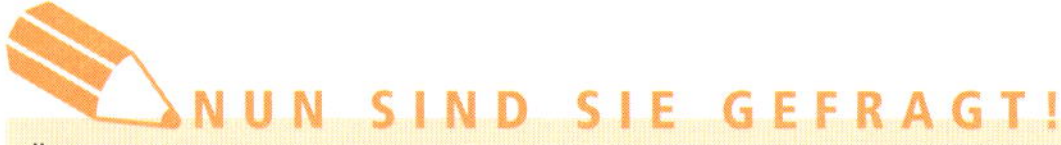

Überprüfen Sie Ihre Rangliste hinsichtlich realistischer Ziele. Bauen Sie, wenn nötig, Zwischenziele ein, indem Sie Zwangshandlungen beispielsweise schrittweise reduzieren.

Nur Mut!

Was Ihnen zur Umsetzung jetzt noch fehlt ist höchstwahrscheinlich der **Mut, die Symptome anzupacken**. Machen Sie sich klar, dass Sie bereits zwei Drittel dieses Buches bearbeitet haben. Sie haben so viel über Zwangsstörungen gelernt, so viele Techniken zum Umgang damit bereits angewendet, den letzten Schritt werden Sie ebenfalls gehen können. Noch vor einiger Zeit ist Ihnen bei vielen alltäglichen Situationen wahrscheinlich gar nicht aufgefallen, dass es sich um eine Zwangshandlung oder einen Zwangsgedanken handelt. Sie haben bereits enorme Fortschritte gemacht. Sie haben in den vergangenen Tagen etwas getan, was viele Menschen ihr Leben lang nicht tun: Sie ha-

1. FC ZWANG
HALTEGRIFFE IM BUS OHNE HÄNDE WASCHEN ANFASSEN
HAUSTÜR NUR 1x ABSCHLIEßEN
AUF FUGENTRETEN, OHNE UNGLÜCK ZU BEFÜRCHTEN
GELD ANFASSEN, OHNE HÄNDE ZU WASCHEN

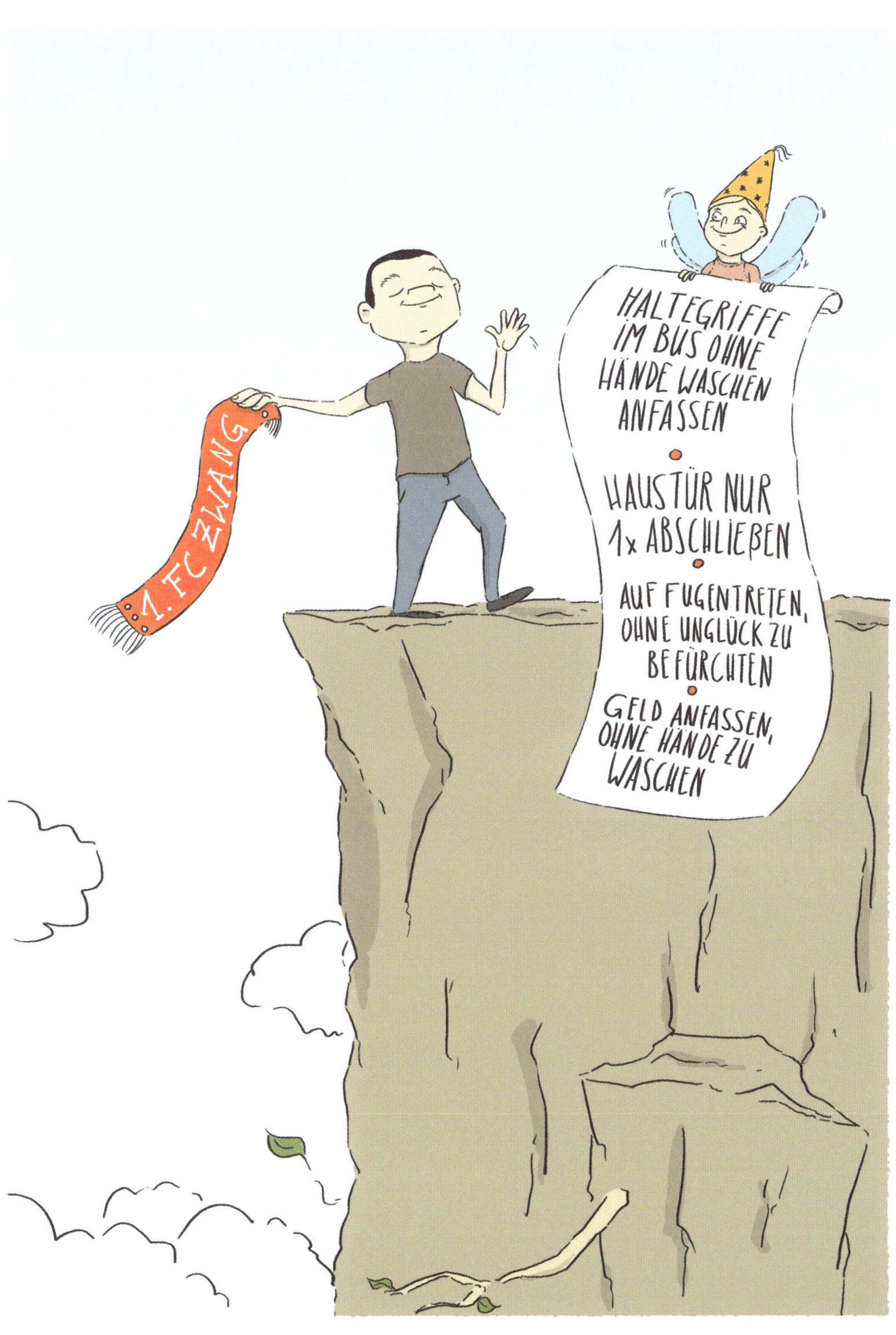

Abb. 18 Den Zwang loslassen

ben sich selbst genau analysiert und kennengelernt. Und Sie haben gelernt, dass nicht Sie das Problem darstellen, sondern lediglich Ihr Gehirn. Über die Beeinflussung von Gedanken, Gefühlen und Verhalten hat es einen enormen Einfluss auf Sie. Doch Sie haben bereits damit begonnen, die Funktionselemente Ihres Gehirns entsprechend zu verändern. Sie haben gemerkt, dass eine Veränderung möglich ist und werden nun auch noch den letzten Schritt gehen. Es wird ein anstrengender Weg werden, Sie werden Fortschritte und auch Rückschritte erleben. Sie werden manchmal zwei Schritte nach vorn machen, um dann einen zurückzugehen. Aber die Richtung ist klar: Sie haben das nötige Wissen und Handwerkszeug, **um den Zwang loszulassen** (➤ Abb. 18).

NUN SIND SIE GEFRAGT!

Bauen Sie in Ihre Rangliste belohnende Aktivitäten ein. Mit steigender Schwierigkeit der Ziele sollten auch die Belohnungen steigen. Warum gönnen Sie sich nicht einen Besuch in der Eisdiele mit Ihren Liebsten, ein neues Kleidungsstück oder ein Wellnessprogramm. Immer dann, wenn Sie einen Punkt in Ihrer Rangliste abhaken können, sollten Sie von sich selbst die entsprechende Belohnung einfordern.
Überprüfen Sie zum Abschluss noch einmal, ob Sie alle relevanten Punkte dieses Kapitels in Ihre Rangliste eingearbeitet haben. – Bereit, den Zwang loszulassen?

KAPITEL

21 Vorbereitung der Exposition

Wie bereits in ➤ Kapitel 20 angedeutet, ist die **Exposition** mit dem auslösenden Reiz meist eine sehr **unangenehme Erfahrung** für den Patienten. Der Therapeut wird darauf achten, dass keinerlei Vermeidungsverhalten angewendet wird. Der Patient muss sich also voll und ganz auf die Situation einlassen. Er darf auch keine Zwangssymptomatik anwenden um die aufkommende Angst zu neutralisieren. Das wird dazu führen, dass der Patient in eine schwierige emotionale Lage gebracht wird. Er wird starke Anspannung und Ängste empfinden, wird sich möglicherweise schämen oder vor der Situation ekeln. Solche Expositionsbehandlungen muss man üben. Sie sollten während einer Psychotherapie anfangs immer therapeutisch begleitet werden.
Im Rahmen dieses Ratgebers können wir natürlich keine vollwertige Exposition zusammen durchführen. Aber wir können eine kleinere Expositionsübung durchführen und uns um die Vorbereitung kümmern. Dabei gilt es, einiges zu beachten: Damit Expositionen erfolgreich sind müssen Sie sich an **bestimmte Regeln** halten.

Regeln für die Exposition

In jedem Fall müssen Sie sich vor der Durchführung klarmachen, dass Sie die aufkommenden Gefühle und die **Anspannung nicht durch Vermeidungsverhalten reduzieren oder unterdrücken** werden. Als Vermeidungsverhalten bezeichnet man alles, was die Aufmerksamkeit von der angstmachenden Situation ablenkt. Das ist in den häufigsten Fällen zunächst einmal das Vermeiden des Auslösers. Wer Sorge hat, sich mit gefährlichen Keimen zu infizieren, der vermeidet es Türklinken, Aufzugknöpfe oder ähnliche Gegenstände zu berühren. Wer befürchtet, dass in der Wohnung ein Feuer ausbricht oder eingebrochen wird, der wird die Zeit außerhalb der eigenen Wohnung auf ein Minimum reduzieren. Doch es gibt auch wesentlich unauffälligere Methoden als zu vermeiden. Beliebt bei Zwangspatienten ist die gedankliche Flucht durch das Denken an schöne Erinnerungen. Ferner das Aufsagen von Zahlenreihen oder das Zählen bestimmter Gegenstände. Hierbei ist oft schon eine Vermischung mit Zwangssymptomatiken und Neutralisierungsmethoden erkennbar.

Das Anwenden von Zwangssymptomen ist verboten

Neben dem Unterlassen von Vermeidungsverhalten müssen Sie sich klarmachen, dass **jede Anwendung von Zwangssymptomen** ebenfalls **strikt verboten** ist. Insbesondere neutralisierende Verhaltensweisen wie Händewaschen, Kontrollieren, andere beruhigende Handlungen oder Gedankenketten sind absolut zu vermeiden. Um optimal vorbereitet zu sein ist es wichtig, sich noch einmal in Erinnerung zu rufen, was Ihre persönlichen Vermeidungsverhaltensweisen und Zwangssymptome sind. Greifen Sie auf Ihr Zwangtagebuch zurück (➤ Kapitel 16). Sie finden dort bereits die Unterteilung in Vermeidungsverhalten und Zwangshandlungen. Vermutlich findet sich in Ihrem Zwangtagebuch auch die Zwangssymptomatik, die in Ihrer Rangliste ganz unten aufgeführt wird. Falls nicht, müssen Sie entsprechend nacharbeiten. Wir wollen die Exposition, die aus Ihrer Sicht am einfachsten zu meistern ist, gleich gemeinsam angehen.

Sie sollten ausreichend Zeit für die Exposition mitbringen. Sie sollten diese Übungen alleine durchführen und sich nicht von anderen ablenken lassen. Schalten Sie Ihr Telefon ab und sorgen Sie dafür, dass niemand Sie stören kann. Legen Sie Papier und Stift bereit.

Einen Arbeitsauftrag erstellen

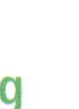

NUN SIND SIE GEFRAGT!

Schreiben Sie am besten mithilfe Ihres Zwangtagebuchs einen entsprechend an die geplante Exposition angepassten Arbeitsauftrag. Ein Beispiel:

Expositionsauftrag

Ich werde gleich die Exposition „Geld anfassen und dann nicht die Hände waschen" *durchführen.*

- *Ich werde dabei auf meine Zwangssymptome achten. Diese sind:*
  - Händewaschen.
  - Gedanken, dass ich mich am schmutzigen Geld infizieren werde.
- *Folgende Strategien will ich dazu anwenden:*
  - Ich werde versuchen, die Gedanken abzulegen.
  - Ich werde mir keinesfalls die Hände waschen.
- *Ferner werde ich keine Vermeidungsverhaltensweisen anwenden. Meine Vermeidungsverhaltensweisen in dieser Situation sind:*
  - Das Geld nicht anzufassen.
  - Mir vorzustellen es wäre kein Geld, sondern es wären kleine Steinchen.
- *Ich weiß, dass es mir sehr unangenehm sein wird, diese Exposition durchzuführen. Ich werde vermutlich folgende Gefühle spüren:*
  - Angst
  - Ekel
- *Ich werde wahrscheinlich folgende Gedanken haben:*
  - Ich werde mich infizieren.
  - Ich werde sterben!

Ich weiß aber inzwischen, dass solche Gefühle und Gedanken normal sind. Es kann mir nichts geschehen!

Gedankenexperiment

Damit haben Sie bereits das nötige Rüstzeug, um sich in die erste Exposition zu stürzen. Fühlen Sie sich bereits unwohl bei diesem Gedanken? Wie in der Therapie auch macht es Sinn, die Exposition zunächst nur gedanklich vorzunehmen. Man nennt eine solche Technik **Gedankenexperiment**. Darin werden Expositionen vorbesprochen und schon gedanklich geübt. Viele Patienten haben bereits Ängste und zeigen Zwangssymptome, wenn sie nur an die auslösende Situation denken. Dadurch kann in der Therapie vorerst gedanklich gearbeitet werden. In unserem Beispiel also gedanklich Geld anzufassen, ohne sich danach die Hände zu waschen.

Das Gedankenexperiment startet

Lassen Sie uns nun mit dem Gedankenexperiment anfangen. Fühlen Sie sich gut vorbereitet? Machen Sie sich klar, dass Sie nur so dem Teufelskreis des Zwangs entfliehen können. Auf geht's!

NUN SIND SIE GEFRAGT!

Denken Sie nun an die auslösende Situation. In unserem Beispiel die auf dem Tisch liegenden Geldstücke, die Sie zuvor aus ihrem Geldbeutel auf den Tisch geschüttet haben. Es ist wichtig, dass Sie sich die Situation so genau wie möglich vorstellen. Was können Sie sehen? Was hören Sie? Was riechen Sie eventuell? Bleiben Sie bei der Sache und lassen Sie sich von nichts ablenken! Versuchen Sie vor allem, Ihre gedanklichen Vermeidungsverhaltensweisen nicht anzuwenden!

Im Rahmen einer Psychotherapie greift der Therapeut diese Situation nun auf und untersucht die Gedanken des Patienten genau auf vermeidendes Verhalten. Im Gespräch entfernt er schrittweise alle Sicherheitsvorkehrungen des Patienten wie zum Beispiel das Ablenken durch Gedanken an schöne Dinge oder die gedankliche Vorstellung, die Geldstücke seien eigentlich kleine Steinchen. Zudem kann er die Situation für den Patienten in Gedanken weiter verschlimmern. Das tut er zum Beispiel dadurch, dass er den Patienten dazu bringt, sich vorzustellen, dass einige der Geldstücke Wechselgeld der Reinigungsfrau einer Toilette in einer Rastanlage an der Autobahn sind. Der Patient wird den Therapeuten in der Exposition als passiv erleben, die Verantwortung wird dem Patienten selbst übertragen. Während der gesamten Durchführung schätzt der Patient fortwährend seine Anspannung auf der bekannten Skala aus dem Zwangtagebuch von 0 (keine) bis 10 (maximal) ein.

Wir können im Rahmen dieses Ratgebers natürlich kein echtes psychotherapeutisches Gedankenexperiment durchführen, dazu braucht es das persönliche Gespräch. Wir können aber zumindest einen kleinen Einstieg wagen.

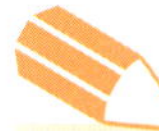

NUN SIND SIE GEFRAGT!

Begeben Sie sich erneut gedanklich in die auslösende Situation. Auf eine Skala von 0 bis 10: Wie stark ist ihre Anspannung im Rahmen dieses Gedankenexperiments? Tragen Sie diesen Wert in das Diagramm in ➤ Abb. 19 ein und notieren Sie, wie sich die Anspannung im zeitlichen Verlauf entwickelt. Stellen Sie sich dazu vor, Sie würden sich für weitere 30 Minuten gedanklich in dieser Situation befinden und dürften weder Vermeidungsverhalten noch Zwangssymptome anwenden. Wie würde die Verlaufskurve aussehen?

Maximales Anspannungslevel

Zur Veranschaulichung betrachten wir das Beispiel mit dem Anfassen der Geldstücke. Der Patient kommt gedanklich sehr schnell in hohe Bereiche. Als der Therapeut zwischenzeitlich suggeriert, dass die Geldstücke aus einer Raststättentoilette stammen, steigt die Anspannung auf das maximale Level von 10 (➤ Abb. 20).

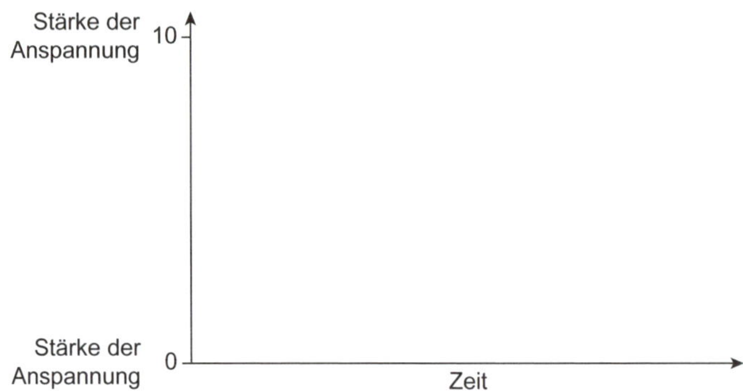

Abb. 19 Verlaufskurve Anspannung

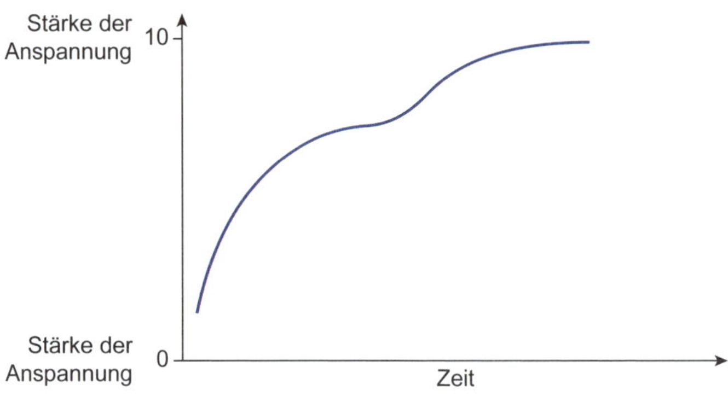

Abb. 20 Verlaufskurve Anspannung – Beispiel

Es gibt nun zwei mögliche Entwicklungen.
Möglichkeit A: Der Patient kann das Experiment abbrechen. Er kann sich beispielsweise gedanklich die Hände waschen, ein sonstiges Neutralisierungsverhalten anwenden oder vermeiden, indem er sich der Situation zum Beispiel durch Flucht widersetzt. Welche Verhaltensweise auch immer er anwenden wird: Die Anspannung wird schnell absinken. Das ist das falsch erlernte Verhalten, der **Weg des geringsten Widerstands**, den der Patient seit Jahren geht. Der Weg, der ihn krank gemacht hat (➤ Abb. 21).

Möglichkeit B: Der Patient hält die gedankliche Exposition durch. Und siehe da: Seine Anspannung wird ebenfalls abfallen. Es tritt nämlich ein gewisser **Gewöhnungseffekt** ein. Mit fortschreitender Zeitdauer wird es ihm nicht mehr so viel ausmachen, die Münzen gedanklich anzufassen (➤ Abb. 22).
Sie sehen an der Kurve (➤ Abb. 22), dass es im Vergleich zur Möglichkeit A zwar länger dauert bis die Anspannung abnimmt, aber sie nimmt ab. Eine gewisse Restanspannung bleibt zwar vorhanden, der Gewöhnungseffekt wird jedoch deutlicher, wenn die Exposition entsprechend oft wiederholt wird. Die entsprechende Anspannungskurve nach ausreichendem Üben der Situation zeigt ➤ Abb. 23.

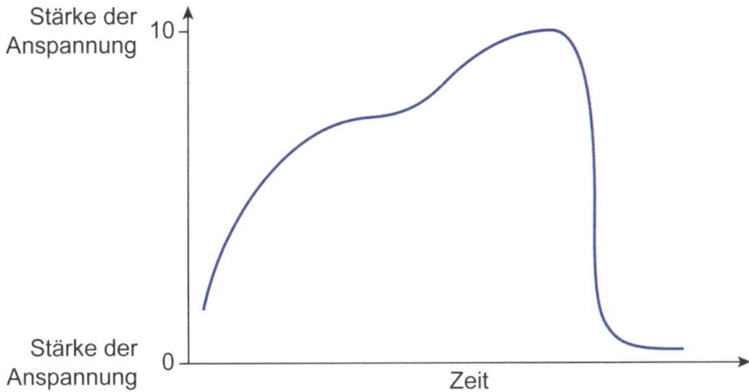

Abb. 21 Verlaufskurve Anspannung – Möglichkeit A

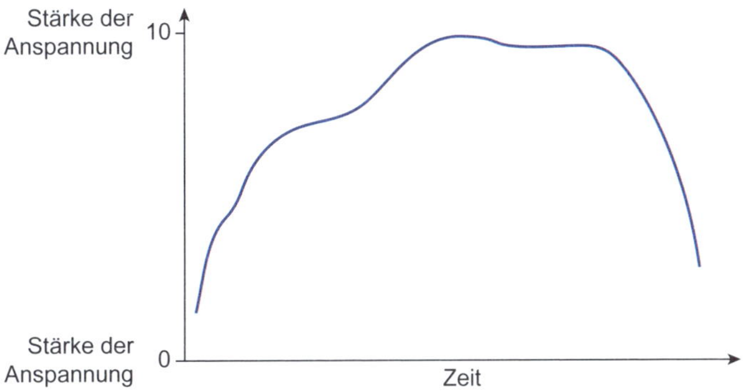

Abb. 22 Verlaufskurve Anspannung – Möglichkeit B

Gewöhnung wirkt effektiv und langfristig

Wir sehen hier (➤ Abb. 23), dass der Patient nach einigen Wiederholungen gar nicht mehr so große Schwierigkeiten hat, die Münzen in Gedanken anzufassen. Der **Gewöhnungseffekt** ist also ein längerfristiger Lerneffekt und damit **das effektivste Mittel gegen Zwangssymptome**. Einen solchen Gewöhnungseffekt hat man bei Möglichkeit A nicht. Durch den Abbruch der Situation oder die Anwendung von Neutralisierungsmethoden lässt die Anspannung zwar kurzfristig nach, langfristig gesehen wird der Patient jedoch weiterhin große Schwierigkeiten haben, das Geld anzufassen.

Im **Therapiegespräch** entgegnen nun viele Patienten, dass sie sich unter keinen Umständen vorstellen könnten, diese Anspannung für einen längeren Zeitraum zu ertragen. Die Versuchung, etwa Zwangssymptome zum Neutralisieren einzusetzen, ist sehr groß. Der Therapeut greift nun Gedanken und Gefühle des Patienten auf und hält ihn weiterhin in der Situation. Er achtet auf Vermeidungsverhalten und die Anwendung von Neutralisierungsmethoden und unterbindet diese. Gerade Letztere sind oft schwer zu kontrollieren. Je nach Schwere der Exposition kann die Anspannung noch für Stunden bestehen. Dem Patienten muss klar sein, dass er selbst viele Stunden später keine Neutralisierungsmethoden einsetzen sollte. Es macht keinen Sinn, mit

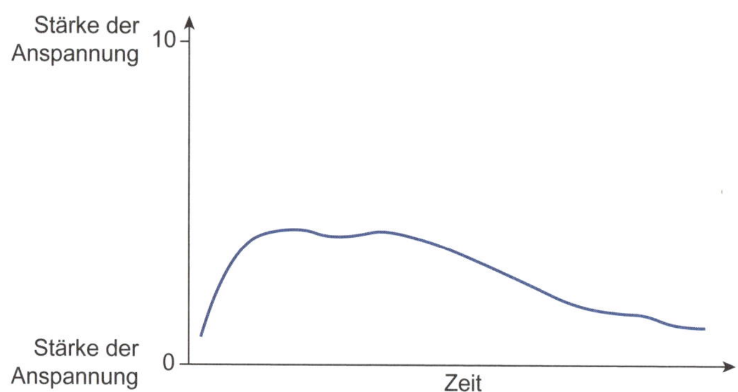

Abb. 23 Verlaufskurve Anspannung – Gewöhnungseffekt

dem Patienten eine mehrstündige Exposition durchzuführen, wenn er sich dann sofort nach Rückkehr in seine Wohnung exzessiv die Hände wäscht.

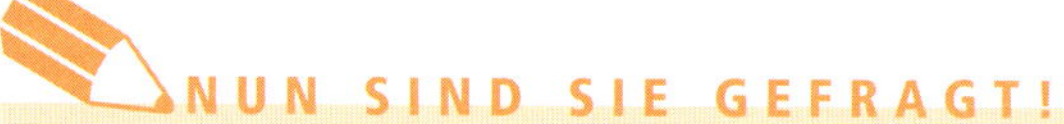

Schauen Sie sich nun Ihre Anspannungskurve des Gedankenexperiments an:
Ist bereits ein Nachlassen der Anspannung im gedanklichen Verlauf zu erkennen? Nein? Dann sollten Sie schauen, ob Ihre Anspannungskurve konsequent über 30 Minuten eine durchgehende Linie auf sehr hohem Anspannungsniveau beschreibt. Dann sollten Sie die weitere Exposition nur mit psychotherapeutischer Begleitung durchführen. Hier sind die Grenzen dieses Buches erreicht. Ohne ein persönliches Gespräch kann ich Ihnen nicht guten Gewissens empfehlen, sich Ihren Zwangssymptomen weiterhin allein zu stellen.
Konnten Sie jedoch bereits durch das selbst angeleitete Gedankenexperiment einen Abfall der Anspannung bemerken, so sollten Sie diese Situation in den folgenden Kapiteln im Rahmen einer „echten" Exposition angehen.
Wenn Sie hingegen Schwierigkeiten dabei hatten, den Ablauf des Gedankenexperiments für sich zu planen, so helfen Ihnen möglicherweise die Tipps in ➤ Kapitel 22. Lesen Sie auch in diesem Fall gerne weiter und wiederholen Sie das Gedankenexperiment bei Bedarf zu einem späteren Zeitpunkt.

Ziel des Gedankenexperiments

Das **Ziel des Gedankenexperiments** sollte Ihnen nun verständlich sein: Es gilt die Anspannung auszuhalten, nicht zu vermeiden oder Neutralisierungsmethoden anzuwenden, bis der Gewöhnungseffekt eintritt. Wenn Sie also in Ihrer Anspannungskurve bereits einen Abfall der Anspannung eingezeichnet haben, dann haben Sie das kleine Gedankenexperiment dieses Buches bereits erfolgreich absolviert. Sind Sie sich absolut sicher, keine gedanklichen Vermeidungsverhaltensweisen oder Neutralisierer eingesetzt zu haben?
Im nächsten Schritt beginnt nun die Überleitung in die „echte" Exposition. Das tolle hierbei: Diese nicht gedankliche Exposition ist um ein vielfaches wirksamer als die rein gedankliche Exposition. Der Ablauf und die Theorie, die dahinter stehen, sind dieselben. Wir erwarten also dieselben Verlaufskurven hinsichtlich der Anspannung. Das wird noch einmal ein gutes Stück anstrengender als die rein gedankliche Exposition, aber die Mühe lohnt sich und ist ein unverzichtbarer Schritt auf dem Weg in die Zwangsfreiheit.

KAPITEL

22 Die erste Exposition

Wir werden weiterhin beim Beispiel des Anfassens von Geld bleiben, dennoch möchte ich Ihnen natürlich die Chance eröffnen, Ihre eigenen Zwangssymptome effektiv anzugehen. Hierzu möchte ich Ihnen deshalb vorab noch einige wichtige Hinweise je nach Art der Zwangssymptomatik geben. Im Anschluss werden wir dann die erste Exposition durchführen.

Wichtige Hinweise vor der Exposition

Zwangsgedanken, wie etwa der vorgestellte Beispielfall mit den sexuellen Zwangsgedanken an der Kasse im Supermarkt, sind schwierig zu planen. Hier ist fast immer therapeutische Unterstützung notwendig und sinnvoll. Im Zuge dieses Ratgebers haben Sie bereits einige Techniken zum Umgang mit aufdrängenden Gedanken erlernt, etwa die fünf Regeln oder die Übung mit den Fußball spielenden roten Dinosauriern.

Sie können gerne selbst versuchen, eine **Exposition Ihrer Zwangsgedanken** durchzuführen. Allerdings kann es gut möglich sein, dass Sie tief greifende Erfolge erst mit therapeutischer Unterstützung bemerken werden. Das liegt in der Natur der Sache: Wer gedanklich bei der Planung und Durchführung einer Exposition ist, kann diese meist nicht vollständig auf sich wirken lassen. Meist muss man die **Gedanken schrittweise angehen**. Der erste Schritt ist dabei, den Zwangsgedanken seiner zentralen Stellung in der Gedankenwelt zu berauben. Das schafft man durch bewusstes Ignorieren, etwa indem man, um beim Beispiel im Supermarkt zu bleiben, mit dem normalen Einkauf weitermacht. Eine gute Technik diesbezüglich wird in > Kapitel 25 im Rahmen der Übungen zur Achtsamkeit dargestellt. Es ist am Anfang durchaus üblich, vermeidende Verhaltensweisen anzuwenden, etwa indem der Beispielpatient die Kaugummipackungen an der Kasse zählt, um nicht an die Frau vor ihm denken zu müssen. Langfristig sollen an die Stelle dieser Verhaltensweisen jedoch positive Gedanken treten. Diese haben nichts mit Vermeidungsverhalten zu tun, sondern bieten einen sinnvollen gedanklichen Lösungsweg. Je fester er in den Gedanken verankert ist, desto besser. Das kann etwa der Gedanke „Ich bin nicht pervers, das ist mein Zwang." oder „Ich weiß, dass ich dieser Frau niemals etwas antun würde, das ist mein Zwang." sein.

Haben Sie Geduld

Wie gesagt, Sie können ruhig versuchen, sich selbst an die Expositionen zu wagen, etwa um Wartezeiten auf eine Psychotherapie zu überbrücken. Seien Sie jedoch geduldig, was eintretende Erfolge angeht, für hartnäckige Zwangsgedanken braucht man auch bei einer professionell begleiteten Psychotherapie viel Zeit.

Tipps

In Anlehnung an die im Diagnostik-Kapitel (> Kapitel 4) vorgestellten Facetten der Zwangsstörung möchte ich Ihnen in > Tab. 11 noch einige Tipps für die Expositionen der häufigsten Formen geben. Die Formulierung „gedankliche Arbeit“ bezieht sich auf die bereits vorgestellten Techniken zur Arbeit auf der Ebene der Gedanken (> Kapitel 14, > Kapitel 15, > Kapitel 18 und > Kapitel 19).

Tab. 11 Tipps für die Exposition

Zwang	Exposition
Kontrolle	Exakte Kriterien festsetzen („Ich schaue nur noch einmal, ob die Tür abgeschlossen ist.", „Ich werde den Weg nicht noch einmal fahren, um mich zu vergewissern, niemanden überfahren zu haben."), dann Entfernen aus der Situation und Anspannung aushalten, ohne nachzukontrollieren, wenn Sorge um andere viel gedankliche Arbeit
Verschmutzung, Waschzwang	Entsprechenden Gegenstand anfassen bzw. an den entsprechenden Ort begeben, unbedingt auf Neutralisierer wie Waschen etc. achten, diese so langne wie möglich aufschieben und an Normalität angleichen („Erst zum nächsten Essen in vier Stunden darf ich mir wieder die Hände waschen vorher ist es nicht notwendig.")
Infektion	Wie oben, häufig stärkeren Stellenwert der Gedanken (Tod, Krankheit etc.) beachten
Ordnungszwang	Unordnung machen, diesen Zustand so lange wie möglich aushalten, Steigerung auf soziale Situationen möglich (bevor Besuch kommt, Unordnung machen)
Angst, sich selbst oder andere zu verletzen	In die Situation begeben (Bahnsteig, hoch gelegener Ort, entsprechende Person), Flucht unterdrücken, gerne Rückmeldung vom Gegenüber einholen
Sexuelle Zwangsgedanken	Bewusstes Ignorieren, viel gedankliche Arbeit
Zähl- bzw. Rechenzwang	Viel gedankliche Arbeit, prüfen, ob das Verhalten als Neutralisierer für einen anderen Zwang dient
Berührungszwang	Festgelegte Strecke zurücklegen, ohne Dinge zu berühren, viel gedankliche Arbeit hinsichtlich des Nichtanfassens (Unglück etc.)
Wiederholungszwang	Wiederholungen einschränken bzw. unterlassen, viel gedankliche Arbeit hinsichtlich des Nichtwiederholens (Unglück etc.)
Ängste davor, einen bewaffneten Banküberfall zu begehen oder in anderer Art und Weise, kriminell zu werden	Viel gedankliche Arbeit, Orte potenzieller Kriminalität aufsuchen (Bank etc.)
Zwanghaftes Nachversichern	Situation aufsuchen, Nachversichern vermeiden, Anspannung aushalten bewusste Konfliktsituationen kreieren und diese aushalten

Los geht's

Fühlen Sie sich ausreichend informiert und gedanklich vorbereitet? Sind Ihnen die Regeln zur Exposition klar? Stimmen die Gegebenheiten? Ist Ihnen klar, wie die Exposition genau ablaufen wird? – Dann geht es los: Greifen Sie auf Ihre Situationen aus dem Gedankenexperiment zurück. Alternativ können Sie natürlich auch andere Situationen aus Ihrer Rangliste üben. Ich empfehle Ihnen jedoch, zu Beginn leichtere Situation zu üben. Im Verlauf gilt natürlich: Je beeinträchtigender und schwieriger es für Sie wird, desto besser. Da ich Ihnen keine therapeutische Rückmeldung geben kann, sollten Sie sich aber ein realistisches Ziel setzen und umfassende Expositionen lieber im Rahmen einer Psychotherapie angehen.

Dokumentieren Sie wie zuvor beim Gedankenexperiment die nun anstehende Exposition wie im nachfolgenden Beispiel beschrieben. Beachten Sie die nun umfangreichere Dokumentation im Vergleich zum vorherigen Kapitel.

NUN SIND SIE GEFRAGT!

Ich werde gleich die Exposition „Geld anfassen und dann nicht die Hände waschen" *durchführen.*

- *Ich werde dabei auf meine Zwangssymptome achten. Diese sind:*
  - Händewaschen.
  - Gedanken, dass ich mich am schmutzigen Geld infizieren werde.
- *Folgende Strategien will ich dazu anwenden:*
  - Ich werde versuchen, die Gedanken abzulegen.
  - Ich werde mir die nächsten vier Stunden keinesfalls die Hände waschen.
- *Ferner werde ich keine Vermeidungsverhaltensweisen anwenden. Meine Vermeidungsverhaltensweisen in dieser Situation sind:*
  - Das Geld nicht anzufassen.
  - Mir vorzustellen es wäre kein Geld, sondern es wären kleine Steinchen.
- *Ich weiß, dass es mir sehr unangenehm sein wird, diese Exposition durchzuführen. Ich werde vermutlich folgende Gefühle spüren:*
  - Angst
  - Ekel
- *Ich werde wahrscheinlich folgende Gedanken haben:*
  - Ich werde mich infizieren.
  - Ich werde sterben!

Ich weiß aber inzwischen, dass solche Gefühle und Gedanken normal sind. Es kann mir nichts geschehen! Ich habe diese Übung bereits gedanklich durchgeführt und bin nun bereit, es auch in echt zu versuchen!

Meine Anspannung vor der Durchführung der Exposition beträgt: 8.

Ich werde meine Anspannung nachfolgend in Form einer Tabelle (➤ Tab. 12) *protokollieren und die entsprechende Kurve* (➤ Abb. 24) **zeichnen.**

Führen Sie nun die Exposition durch!

Tab. 12 Anspannungstabelle Exposition

Zeit	Anspannung 0 (keine) bis 10 (maximal)
Vor der Exposition	
Im Moment des Auslösers	
1 Minute danach	
2 Minuten danach	
3 Minuten danach	
4 Minuten danach	
5 Minuten danach	
10 Minuten danach	
15 Minuten danach	
30 Minuten danach	
Alle 30 Minuten bis zum vorher festgelegten Ende der Exposition	

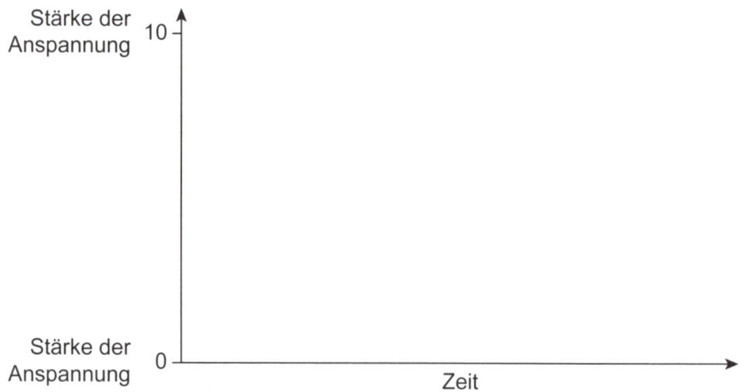

Abb. 24 Anspannungskurve Exposition

Herzlichen Glückwunsch, Sie haben es geschafft! Beantworten Sie bitte die folgenden Fragen nach der Exposition:

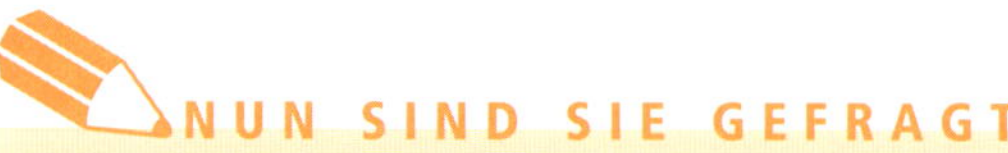

NUN SIND SIE GEFRAGT!

- *Wie zufrieden sind Sie mit sich, was die Durchführung dieser Exposition angeht? Können Sie stolz auf sich sein? Was müssen Sie beim nächsten Mal besser machen? Können Sie Ihre Zufriedenheit auf einer Skala von 0 (überhaupt nicht) bis 10 (maximal) abbilden?* – 8
- *Gab es Unterschiede zu dem von Ihnen vermuteten Ablauf?*
  - Der Vermeidungsgedanke, das Geld seien kleine Steinchen, trat nicht auf.
  - Ich habe mir im Verlauf die Hände an der Hose abgewischt, das will ich beim nächsten Mal nicht mehr tun, da ich es als Neutralisierer erkannt habe, der mir bisher nicht bewusst war.

- *Auf einer Skala von 0 (keine) bis 10 (maximal): Wie groß ist Ihre Restanspannung (rechtes Ende der Kurve)? – 3*
- *Auf einer Skala von 0 (überhaupt nicht) bis 10 (maximal): Wie groß wäre jetzt ihre Bereitschaft, eine solche Situation im Alltag meistern zu wollen? – 5*

War Ihre erste Exposition? In unserem Beispielfall hat der betroffene Patient die bereitliegenden Münzen berührt und dann versucht, sich die nächsten vier Stunden nicht die Hände zu waschen. Betrachten wir einmal die Beispieldokumentation (➤ Tab. 13 und ➤ Abb. 25).

Das hat er so weit gut geschafft. Seine Anspannung fiel im Verlauf auf das Niveau von 3. Die Übung kann auch vorzeitig beendet werden, wenn ersichtlich ist, dass sich die Anspannung auf einem niedrigen Niveau eingependelt hat. Eine gewisse Restanspannung ist normal, allerdings sollte diese über einen längeren Zeitraum konstant sein, ehe sie die

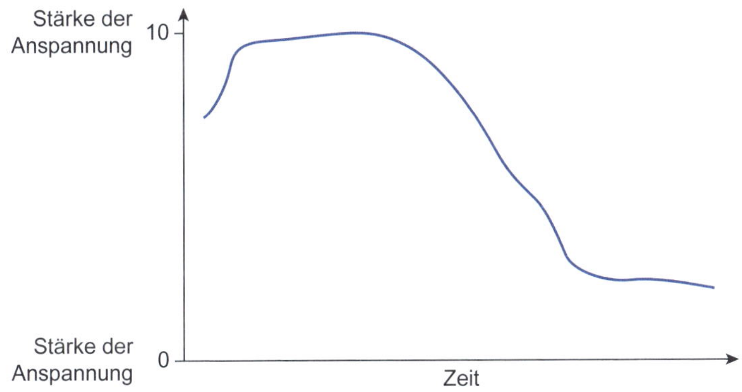

Abb. 25 Anspannungskurve Exposition – Beispiel

Tab. 13 Anspannungstabelle Exposition – Beispielprotokoll

Zeit	Anspannung 0 (keine) bis 10 (maximal)
Vor der Exposition	8
Im Moment des Auslösers	10
1 Minute danach	10
2 Minuten danach	10
3 Minuten danach	10
4 Minuten danach	9
5 Minuten danach	8
10 Minuten danach	8
15 Minuten danach	7
30 Minuten danach	7
Alle 30 Minuten bis zum vorher festgelegten Ende der Exposition	6, 5, 4, 3, 3, 3 …

Jede Exposition ist ein Prozess

Übung beenden können. Zuvor getroffene Vereinbarungen, wie etwa der Verzicht sich für die nächsten vier Stunden nicht die Hände zu waschen, sollten dennoch eingehalten werden. In einem derartigen Fall macht es Sinn, die Anspannungskurve bis zum tatsächlichen Ende fortzuführen. Sie merken anhand des Protokolls auch, dass **jede Exposition ein Prozess** ist. Der Patient hat hier etwa gemerkt, dass er durch das Abwischen seiner Hände an der Hose eine Anspannungsreduktion erreichen konnte. Auf diesen neuen Neutralisierer wird er in Zukunft besonders achten.

3 potenzielle Fehlerquellen

Konnten Sie ein ähnliches Ergebnis erzielen? Sollte sich der gewünschte Effekt nicht eingestellt haben, gibt es im Wesentlichen drei mögliche Fehlerquellen zu beachten:

1. Sie haben bewusste oder unbewusste **Vermeidungsverhaltensweisen** oder **Neutralisierer** eingesetzt.
2. Die **Exposition war zu leicht**. Hinweise darauf bestehen, wenn die Anspannungskurve kein hohes Niveau erreicht. In einem solchen Fall sollten Sie die Exposition schwerer machen.
3. Die **Exposition war zu schwer**. Hinweise darauf bestehen, wenn die Anspannungskurve konstant im hohen Bereich liegt, es also nicht zu einem Abfall der Kurve kommt. In diesem Fall sollten Sie die Exposition nur mit therapeutischer Unterstützung wiederholen.

Expositionen = individuelle Therapieverfahren

Notieren Sie sich **Fragen, Anmerkungen und Schwierigkeiten**, um Sie mit Ihrem Therapeuten besprechen zu können. Dieser wird Ihnen auch alle Fragen beantworten können, die ich bislang im Rahmen dieses Buches noch nicht klären konnte. Sollten Sie Schwierigkeiten haben, die Expositionen umzusetzen, oder sich sonstige unerwartete Probleme ergeben, empfehle ich Ihnen, die Übung lieber ab- und nur mit therapeutischer Hilfe wieder aufzunehmen. **Expositionen sind sehr individuelle Therapieverfahren**, sodass dieser Ratgeber natürlich nicht alle Sachverhalte abdecken kann. In der Regel sollten Sie jedoch mit diesen Instruktionen eine erste Veränderung spüren können. Aber auch dann lohnt sich der Beginn einer Psychotherapie, um die Übungen intensivieren zu können. Sie selbst sollten in der Zwischenzeit Ihr neu erworbenes Wissen weiter anwenden und üben.

KAPITEL

23 Weitere Expositionen

Richtiges Verhalten üben

Wir haben bereits gelernt, dass die Verhaltenstherapie dadurch wirksam wird, dass wir falsch erlerntes Verhalten ablegen und **richtiges Verhalten üben**. Das wird im Fall der Behandlung von Zwangsstörungen durch wiederholte Expositionen gewährleistet. Wie bereits angedeutet handelt es sich bei diesen Wiederholungen um einen andauernden Prozess. Eventuell bemerken Sie neue Schwierigkeiten, neue Neutralisierungsmethoden oder Vermeidungsverhaltensweisen. Die Übungen müssen fortwährend auf Ihre Effektivität geprüft und bei Bedarf gesteigert werden.

Zur **Kontrolle des Erfolgs der Expositionen** dienen die verfassten Notizen und Verlaufskurven der Anspannung. Gerade die Kurven geben Aufschluss darüber, ob eine ausreichende Gewöhnung stattgefunden hat. Ein wichtiger Indikator für eine erfolgreiche Exposition ist die Anspannung vor der Durchführung der Exposition. Diese wird im Verlauf mit zunehmenden Wiederholungen und beginnender Gewöhnung schrittweise abnehmen. Bleibt Sie hingegen nach einigen Wiederholungen weiterhin hoch ist das ebenfalls ein Punkt, der Anlass zur gemeinsamen Fehlersuche mit dem Therapeuten geben sollte. Entweder muss dann eine Zwischenübung eingeschoben werden oder unbewusste Prozesse hindern Sie an der korrekten Durchführung der Exposition.

Dokumentierte Anspannung als wichtigster Indikator

Nun heißt es **üben, üben, üben und nochmals üben**. Nur durch kontinuierliches Üben kann eine erfolgreiche Linderung der Symptomatik erreicht werden. Lässt Ihre Anspannung im Verlauf nach, sollten Sie die Übung schrittweise erschweren und so lange üben, bis diese Teil Ihres Alltags geworden ist. Entscheidender als die maximale Anspannung ist dabei die Restanspannung. Sie ist letztlich der Indikator dafür, wie gut sich die Übung in den Alltag integrieren lässt. Als Faustregel gilt, dass eine konstant bestehende Restanspannung von 2 Anlass dazu geben sollte, die Exposition zu erschweren. Manchmal bleibt die Restanspannung auch auf einem höheren Niveau konstant, auch dann ist es Zeit, die Übung auszubauen. Sie werden im Verlauf selbst ein gutes Gefühl dafür entwickeln können. Auch wenn es manch einer vielleicht als störend empfindet: Eine **gute Dokumentation** und das **Anlegen der Verlaufskurven** ist sehr wichtig. Nur so lässt sich der Therapieerfolg messen. Für unser Beispiel der Exposition mit den Münzen könnte der Verlauf wie in ➤ Tab. 14 dargestellt aussehen.

Besprechung des Beispielverlaufs

Sie sehen hier, dass der Beispielpatient nach drei Durchgängen die Schwierigkeit erhöht. Er legt sich nun die Regel auf, die Hände acht Stunden nicht mehr zu waschen. Dies ist guten Gewissens möglich, da seine maximale Anspannung mit 7 zwar immer noch recht hoch ist, er aber zuletzt eine Restanspan-

Tab. 14 Verlauf – Beispiel Exposition

Exposition	Max. Anspannung 1. Durchgang	Restanspannung	Max. Anspannung 2. Durchgang	Restanspannung	Max. Anspannung 3. Durchgang	Restanspannung
Münzen anfassen, 4 Stunden nicht waschen	10	3	9	3	7	1
Münzen anfassen, 8 Stunden nicht waschen	8	4	6	2	–	
Münzen anfassen, danach ohne zu waschen ein Sandwich essen	10	6	8	4	6	2
Münze 20 Sekunden in den Mund nehmen, danach 4 Stunden nicht die Zähne putzen	10	6	10	6	9	4
...						

nung von 1 hatte. Die neue zweite Übung fällt ihm zunächst etwas schwerer, beim zweiten Mal ist jedoch bereits ein deutlicher Effekt zu sehen. Er beschließt, den dritten Versuch auszulassen und die Schwierigkeit gleich deutlich höher zu schrauben. Im Rahmen seiner Rangliste hat der Patient bereits im Vorfeld festgelegt, dass es eine deutliche Steigerung wäre, unmittelbar nach Anfassen der Münzen ein Sandwich zu essen, ohne sich zuvor die Hände zu waschen. Viele Menschen werden bei dieser Übung wahrscheinlich Schwierigkeiten haben, hier streift die Exposition die Normalität. Man bekommt schließlich bereits als kleines Kind beigebracht, sich vor dem Essen die Hände zu waschen. Bei unserem Patienten war dies vielleicht noch stärker ausgeprägt als bei anderen Kindern. Hier finden sich möglicherweise Hinweise auf die Ursache seiner Zwangssymptomatik. Ungeachtet der Tatsache, dass viele Menschen eine derartige Exposition unangenehm finden ist sie zu empfehlen. Indem man eine schwerere Situation übt als sie im Alltag eine Rolle spielt ist der Therapieeffekt umso größer. Der Patient schafft es, die Übung nach dreimaligem Wiederholen für sich zufriedenstellend abzuschließen, und beginnt mit der nächsten Übung.

Diese fällt in dieselbe Kategorie und ist sicherlich sehr schwer umzusetzen: Niemand von uns nimmt gerne ein Geldstück in den Mund. Wir sehen hier wie schwer diese Übung für den Patienten ist. Beim zweiten Mal ist alles noch genauso unangenehm wie beim ersten Durchgang. Auch das ist normal. Manchmal tut sich längerfristig nichts, dann heißt es dranbleiben und weiterüben. Im dritten Durchgang sieht man bereits erste Erfolge.
Wenn Sie für eine Exposition mehr als drei Durchgänge benötigen ist das nicht schlimm. Schwierige Situation muss man einfach öfter üben. Dem Beispielpatienten würde man raten, diese Übung öfter zu wiederholen.

Neue Ziele stecken

Nach jeder erfolgreich durchgeführten Expositionskette sollte sich der Patient fragen, ob er sein Ausgangsziel erreicht hat: Welche Einschränkung im Alltag wollte man beheben? Sicherlich nicht, dass man ohne Anspannung stundenlang Münzen lutschen kann. Das wird im Alltag eher keine große Rolle spielen. Aber vielleicht die Tatsache, dass der Patient Schwierigkeiten dabei hatte, Einkäufe zu tätigen. Er hat sich schlichtweg nicht mehr getraut, mit Bargeld zu bezahlen. Wo es möglich war zahlte er mit seiner EC-Karte, wobei die im Verlauf auch immer schmutziger für ihn wurde. Teilweise vermied er bewusst Geschäfte, in denen Kartenzahlung nicht möglich ist, und nahm Umwege in Kauf. Irgendwann konnte er nicht mehr Bus fahren, da er dort auf Kleingeld angewiesen war. Sein Ziel war es, im Alltag wieder zurechtzukommen. Er musste dazu kein Münzenliebhaber werden, aber nach der Durchführung dieser Expositionsreihen war er nun wieder in der Lage, im Alltag mit Geld zu bezahlen. Nun ist es für ihn an der Zeit, **sich neue Ziele zu stecken**. Der nächste Punkt in der Rangliste ist nun an der Reihe.

Am besten täglich üben!

So lässt sich Schritt für Schritt eine Veränderung bewirken. **Idealerweise üben Sie täglich**, auf alle Fälle aber mehrmals in der Woche.

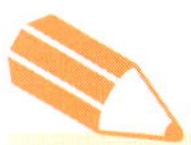

NUN SIND SIE GEFRAGT!

Stecken Sie sich anhand ihrer Rangliste neue Ziele. Müssen Sie die aktuelle Exposition durch weitere Übungen erschweren? Was wäre ein realistischer Zeithorizont dafür? Wo gibt es noch Probleme im Alltag? Prüfen Sie, ob diese Übungsziele überhaupt durchführbar und realistisch sind. Stecken Sie Ihre Ziele nicht zu hoch und konzentrieren Sie sich lieber nur auf eine Übung, dafür aber mit Ihrer vollen Aufmerksamkeit. Wenn es die Anspannungswerte zulassen, fassen Sie das nächste Problem ins Auge und planen die entsprechenden Übungen.

KAPITEL

24 Umgang mit Stress

Alltäglicher Stress ist ein wichtiger Faktor in der Entstehung einer Zwangsstörung (➤ Kapitel 5). Wie bereits dargestellt entstehen Zwangsstörungen häufig im Zuge einer vermehrten Stressbelastung, sei es durch Familie oder Beruf. Ihre Lebenslinie, die Sie in ➤ Kapitel 5 gezeichnet haben, wird diesen Sachverhalt anschaulich darstellen. Lebenskrisen sind dabei etwas Unvermeidbares. Trennungen und Todesfälle lassen sich nicht vermeiden und sind oft unvorhersehbar. Entscheidend ist jedoch **chronischer Stress**. Dieser ist häufig nicht auf den ersten Blick wahrnehmbar, er ist meist fest in das Alltagsleben des Betroffenen integriert.

Was ist Stress?

Lassen Sie uns zunächst einmal definieren was **Stress** eigentlich ist. So wird auch die enge Verknüpfung mit dem Thema Zwang sichtbar. In der Psychologie definiert man Stress als **Ungleichgewicht zwischen den Anforderungen der Umwelt und den Ressourcen oder Ansprüchen des Betroffenen**[1].
Stress hat eigentlich eine sinnvolle Funktion: Er signalisiert dem Körper Anpassungen vorzunehmen, um auf Situationen entsprechend reagieren zu können. Dabei sind die in der Nebenniere gebildeten Glukokortikoid-Hormone von entscheidender Bedeutung. Das Problem dabei ist **dauerhaft bestehender Stress**. Dieser sorgt dafür, dass sich der Betroffene über einen längeren Zeitraum unwohl fühlt, weil er das Gefühl hat, mit einer Situation überfordert zu sein. Er hat Angst, die Kontrolle zu verlieren. Jeder Mensch hat seine eigene Stressgrenze. Manch einer fühlt sich sofort überfordert, ein anderer braucht Stress, um überhaupt leben zu können. Die individuellen Möglichkeiten, mit Stress umzugehen, sind eng mit den jeweiligen Kontrollmöglichkeiten verknüpft. Nimmt der Stress überhand ist es ein automatischer Prozess, mehr Kontrolle auszuüben. Das zeigen Beispiele, die akuten Stress betreffen: Wir fahren langsamer auf der Autobahn, wenn wir das Gefühl haben, dass uns Tempo 220 stresst, wir sagen Termine ab, wenn uns der Freizeitstress im Griff hat. Stets üben wir mehr Kontrolle aus und schaffen es so, das Stresslevel zu reduzieren. Und langfristig? Langfristig gesehen fehlt es uns oft an **Kompensationsmechanismen**, um mit dauerhaft bestehendem Stress umzugehen. Hier können Zwangssymptome ins Spiel kommen. Sie sind der Versuch unseres Gehirns, Kontrolle auszuüben. Häufig findet dabei eine Verschiebung statt. Ist jemand beispielsweise nicht mehr in der Lage, beruflichen Stress auszuhalten, so beginnt er im Alltag damit, mehr Kontrolle auszuüben (➤ Abb. 26). Er kontrolliert beispielsweise die Haustür und den

[1] J. Lehmann: Die Bedrohung des Selbst als Ursache von Stress – eine experimentelle Operationalisierung des SOS-Konzeptes. Institut für Psychologie. Universität Bern. 2012.

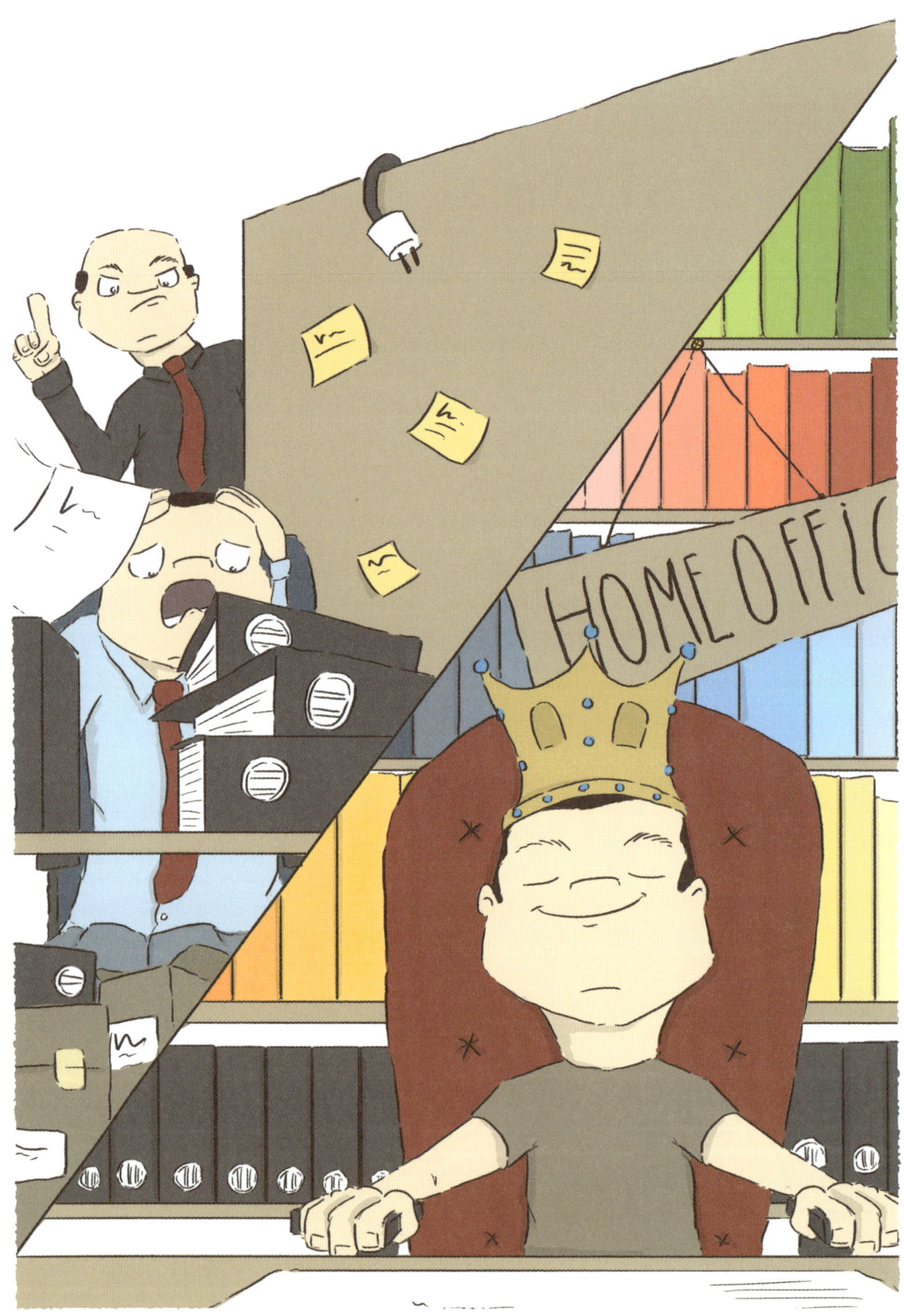

Abb. 26 Stress führt zu mehr Zwang

Herd. Diese Herleitung mag nicht für alle Formen der Zwangsstörung gelten. Hier kommt erneut das multifaktorielle Modell als Ursache für Zwangsstörungen zum Tragen. Unbestreitbar aber ist der enorme Einfluss von Stress auf die Entstehung einer Zwangsstörung. Da zudem die Konfrontation mit dem Auslöser der Zwangsstörung im Rahmen einer Exposition Stress verursacht, ist es für Zwangspatienten essenziell wichtig, den richtigen Umgang mit Stress zu erlernen.

Prinzipiell ist dazu ein Umdenken an drei verschiedenen Punkten nötig. Wir können Stress reduzieren, bevor er uns erreicht – was leider nicht immer möglich ist. Wir können außerdem an unseren stressverstärkenden Gedanken und Verhaltensweisen arbeiten und zudem eine ausreichende Stresserholung betreiben.

24.1 Stressverringerung

Stressoren identifizieren und beseitigen

Das **Grundprinzip** ist einfach: Stress, der gar nicht erst entsteht, kann uns auch nicht belasten. Dazu sollten Sie eine Liste von den Dingen anlegen, die Ihnen Stress bereiten, und sich anschließend **Möglichkeiten zur Verringerung von Stress** überlegen. Wer beispielsweise bei der Arbeit immer alles allein regeln will, der setzt sich unnötigem Stress aus. Dann lieber Teamstrukturen schaffen und die Arbeit auf mehreren Schultern verteilen. Gleiches lässt sich auch auf Familie und Freizeitgestaltung anwenden: Ein möglicher Stressfaktor ist beispielsweise die Pflege von Angehörigen oder die Betreuung von Kindern neben dem Beruf. Hier kann vielleicht ein Pflegedienst oder eine Kindertagesstätte eine Stressentlastung schaffen. Manche Stressfaktoren lassen sich auf diese Weise von vornherein eliminieren. Manche hingegen nicht, weil es keine andere Möglichkeit gibt, oder weil Beruf und Familie nun mal potenzielle Stressfaktoren sind. Diese Faktoren werden wir im zweiten Schritt angehen.

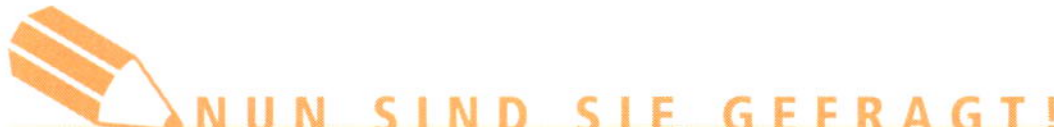

Stellen Sie eine Liste der Faktoren auf, die Ihnen Stress verursachen. Sehen Sie Möglichkeiten, Stress zu reduzieren, bevor er entstehen kann?

24.2 Stressbewertung

Gelassen mit Stress umgehen

Wenn man **Stress** nicht vor seiner Entstehung reduzieren kann, sollte man lernen, ihn **anders zu bewerten**. Warum halst man sich noch diese oder jene Arbeit auf? Fragen Sie sich: Warum mache ich das eigentlich? Muss immer alles perfekt sein oder kann auch einmal etwas liegen bleiben? Ein wichtiger

Punkt ist zudem das **Akzeptieren von Dingen**, die man einfach nicht beeinflussen kann. Gerade im Berufsleben sorgt eine durch Arbeitsbelastung bedingte Überforderung bei vielen Menschen für noch mehr Stress. Der Gedanke, die Arbeit nicht zu schaffen, weil man zu langsam oder ineffizient ist, führt dazu, dass viele Arbeitnehmer langfristig über ihr persönliches Stresslimit hinaus arbeiten. In den meisten Fällen liegt das Problem aber gar nicht bei demjenigen selbst, sondern ist von außen verursacht, etwa durch unrealistische Vorstellungen seitens der Führungsebene eines Unternehmens. Der amerikanische Theologe Reinhold Niebuhr schrieb einmal: „Gott, gib mir die Gelassenheit, Dinge hinzunehmen, die ich nicht ändern kann, den Mut, Dinge zu ändern, die ich ändern kann, und die Weisheit, das eine vom anderen zu unterscheiden." Den theologischen Aspekt einmal beiseite lassend, ist der Auftrag an den Menschen klar: **Gelassenheit** bei Dingen, die außerhalb unseres Einflussbereichs liegen, gibt uns **mehr Kraft** für die Dinge, die wir ändern können.

NUN SIND SIE GEFRAGT!

Betrachten Sie ihren Alltag noch einmal unter Berücksichtigung des Zitats:

- Wo finden sie falsche Stressbewertungen?
- Was lässt sich nicht ändern, obwohl Sie es vielleicht schon mehrfach versucht haben?
- Was ließe sich ändern?

24.3 Stresserholung

Erholung und Entspannung helfen gegen Stress

Stress, den man weder vermeiden noch durch eine neue Stressbewertung reduzieren kann, sollte man **durch Stresserholung reduzieren**. So wird das Stressniveau niedrig gehalten und die Entstehung von Stressfolgeerkrankungen oder psychischen Störungen vermieden. **Sport** baut Stress effektiv ab. Alkohol, Nikotin und Koffein hingegen nicht, hier sollte man sich einschränken. Wichtig ist zudem **eine ausreichende Schlafdauer**. Wer ausgeruht bei der Arbeit erscheint, hat von vornherein weniger Stress. Die **Freizeitgestaltung** sollte eine gute Mischung aus erholsamen und aktivierenden Unternehmungen sein. Wer nur vor dem Fernseher oder Computer entspannt, kann sein Stresslevel nur unzureichend reduzieren. Treffen Sie sich mit Freunden und machen Sie gemeinsame Unternehmungen. Planen Sie einen Urlaub oder betätigen Sie sich kreativ. Natürlich ist es auch erlaubt, einfach einmal nur die Füße hochzulegen. In ➤ Kapitel 25 werden wir uns noch ausführlich mit Entspannungsverfahren beschäftigen. Zudem werden wir lernen, achtsamer zu sein, um unsere Freizeit besser nutzen zu können. Es gibt so viele Möglichkeiten, sich zu entspannen. Fangen Sie doch gleich nach der Lektüre dieses Kapitels mal damit an.

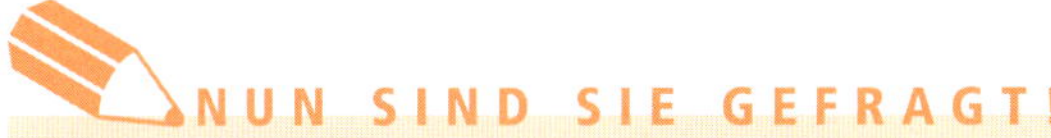

NUN SIND SIE GEFRAGT!

- Was unternehmen Sie, um Stress abzubauen?
- Was entspannt Sie am meisten?
- Würden Sie sagen, dass Ihre Möglichkeiten der Stresserholung ausgewogen sind?
- Gibt es weitere Möglichkeiten, Ihre Stresserholung zu optimieren?

KAPITEL

25 Entspannungsverfahren

Stellenwert von Entspannungsverfahren

Entspannungsverfahren führen bei richtiger Anwendung zu einer deutlichen Stressreduktion und eignen sich daher ideal, um der Entstehung von Zwangsstörungen vorzubeugen. Die enge Verzahnung von Stress und Zwang haben wir im vorhergehenden > Kapitel 24 besprochen. Folglich kann durch eine **Reduktion von Stress** auch direkt Einfluss auf die Stärke der Zwangssymptome genommen werden. Außerdem benötigen Sie Entspannungsverfahren, um den zwangsläufig entstehenden Stress im Zuge der Expositionsbehandlungen effektiv auffangen zu können.

Anspannung und Angst vs. Entspannung

Der Weg dorthin ist jedoch gerade für Zwangspatienten nicht immer einfach. Ihnen fällt es häufig schwer, Kontrolle abzugeben und in einen Zustand der Entspannung zu gelangen. Gerade dann, wenn aktuelle Zwangsgedanken den Kopf fest im Griff haben. **Anspannung und Angst können eine Entspannung verhindern.** Da Entspannungsverfahren zu einer vermehrten Beobachtung des eigenen Körpers führen, können Sie bei den Patienten schwierig werden, die den eigenen Körper in ihre Symptome integriert haben. Beispielsweise dann, wenn der wahrgenommene Herzschlag als Zeichen einer tödlichen Infektion nach Aufnahme gefährlicher Bakterien gewertet wird. Ein Patient, der an derartigen Gedankenschleifen festhängt, wird sich nicht entspannen können. Die Entspannungsverfahren sollten deshalb immer individuell auf den Patienten zugeschnitten werden.

Es gibt viele verschiedene Entspannungsverfahren, die wir auch schon aus dem Alltag kennen, zum Beispiel Yoga oder Meditation. Hier gilt eindeutig: **Was Ihnen hilft, ist ausdrücklich erlaubt.** Im Rahmen einer Verhaltenstherapie werden häufig autogenes Training und progressive Muskelrelaxation angewendet. Autogenes Training bewirkt beispielsweise mittels Atemübungen und der Beobachtung des eigenen Körpers eine Entspannung. Mit der oben genannten Einschränkung (bei starken Körpersymptomen) ist es für Zwangspatienten durchaus empfehlenswert.

Progressive Muskelrelaxation

Bei der **progressiven Muskelrelaxation (PMR)** wird durch bewusste An- und Entspannung bestimmter Muskelgruppen ein Entspannungszustand erreicht. Im Rahmen einer Psychotherapie führt man PMR meist unter Anleitung des Therapeuten durch, um es im Verlauf auch ohne therapeutische Hilfestellung anwenden zu können. Um PMR richtig durchführen zu können, empfiehlt es sich, ein Übungsbuch mit Audio-CD zu erwerben. Auch entsprechende weiterführende Kurse können Sinn machen.
Der **Ablauf einer PMR-Übung**: Zunächst wird die Aufmerksamkeit auf einen bestimmten Muskel gerichtet. Dieser Muskel soll nun für etwa fünf bis zehn Se-

kunden angespannt werden. Man atmet normal weiter und löst die Anspannung mit dem Ausatmen. Es folgt eine Wiederholung, anschließend macht man mit der nächsten Muskelgruppe weiter. Ein typischer Ablauf wären nacheinander die folgenden Aktionen: Faustschluss, Ellenbogen beugen, Zehen nach oben spreizen, Unterschenkel Richtung Gesäß ziehen, Augenbrauen nach oben ziehen, Augen zukneifen, Zähne aufeinanderbeißen, Kopf auf die Brust legen. PMR muss man üben, am besten täglich für mindestens 20 Minuten. Die Übungen kann man entweder im Sitzen oder im Liegen durchführen, wobei das Sitzen meist einfacher in den Alltag integriert werden kann. Die meisten Menschen schließen während der Übung die Augen. Man braucht zum Durchführen der Übung **absolute Ruhe**. Da wir im Rahmen dieses Buches keinen umfangreichen PMR-Kurs machen können, möchte ich Ihnen eine kleine Übung zeigen. Sie lässt sich problemlos in den Alltag integrieren und dauert etwa drei Minuten. Die Übung funktioniert übrigens am besten, wenn Sie sich den Text bei den ersten Übungseinheiten vorlesen lassen oder wenn Sie eine Audioaufzeichnung anfertigen und anschließend abspielen.

Eine PMR-Übung

NUN SIND SIE GEFRAGT!

- Prüfen Sie, ob Sie im Rahmen der Möglichkeiten bequem sitzen. Wenn es die Situation erlaubt, können Sie die Augen schließen.
- Richten Sie Ihre Aufmerksamkeit nun auf Ihre Füße. Wohin haben Ihre Füße Sie heute schon getragen? Wohin werden Sie ihre Füße heute noch tragen? Schließen Sie diese Gedanken nun bewusst mit einem innerlichen Stoppsignal ab und versuchen Sie, im Hier und Jetzt zu sein. Wenn ihre Gedanken abschweifen, lassen Sie sie einfach ziehen und konzentrieren Sie sich wieder auf Ihre Füße. Es ist gut, dass Sie Ihre Füße haben. Ihre Füße sind so wichtig für Sie. Spreizen Sie nun die Zehen beider Füße nach oben, sodass der Fuß nur noch mit der Ferse Kontakt zum Boden hat. Halten Sie die Spannung für zehn Sekunden und senken Sie die Füße dann wieder ab, während Sie ausatmen. Warten Sie etwa eine halbe Minute und führen Sie die Übung dann noch einmal durch. Spüren Sie, wie gut diese Übung Ihren Füßen tut?
- Richten Sie Ihre Aufmerksamkeit nun auf die Hände. Machen Sie sich klar, dass es gut ist dass Sie Ihre Hände haben. Ihre Daumen, Ihre Zeigefinger, Ihre Mittelfinger, Ihre Ringfinger und Ihre kleinen Finger. Jeder einzelne Finger ist so wichtig. Ballen Sie nun beide Hände für zehn Sekunden zur Faust und atmen Sie normal weiter. Beim Ausatmen lösen Sie die Anspannung in den Händen und öffnen diese wieder. Warten Sie etwa eine halbe Minute und führen Sie die Übung dann noch einmal durch. Spüren Sie, wie gut diese Übung ihren Händen tut?
- Verweilen Sie noch einen Moment in der Entspannung und kehren Sie dann wieder in das Hier und Jetzt zurück.

Achtsamkeit

Achtsamkeit bedeutet, sich selbst und seine Umwelt mit einem anderen Bewusstsein wahrzunehmen. Bei Zwangserkrankungen geht es darum, die Aufmerksamkeit von den Zwängen wegzulenken. Insbesondere bei Zwangsgedanken sind Achtsamkeitsübungen sehr zu empfehlen. Wir werden uns nachfolgend zusammen eine entsprechende Übung anschauen. Wie auch das autogene Trainings ist dieses Verfahren nicht für alle Patienten geeignet. Achtsamkeit bewirkt bei manchen Patienten, dass sie sich vermehrt auf die Symptome konzentrieren, die den eigenen Körper betreffen. Hier sollte eine

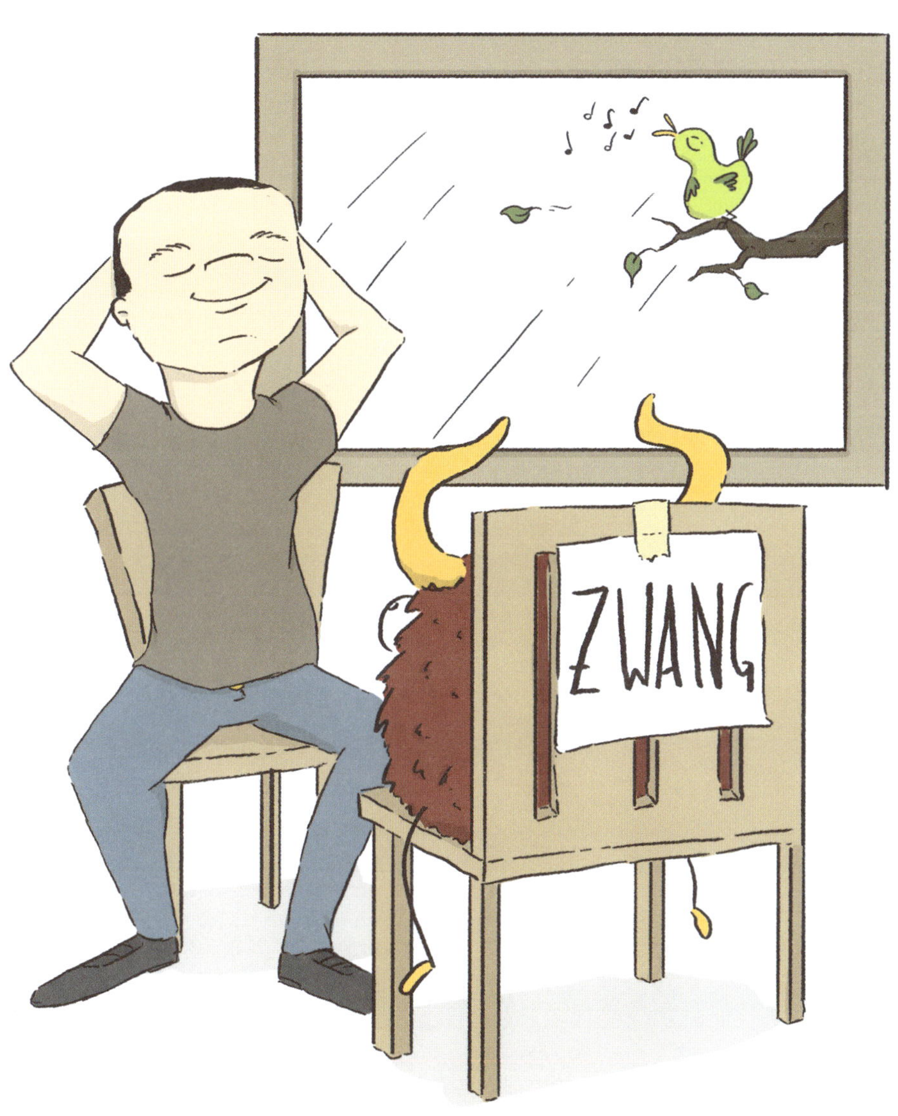

Abb. 27 Mit Achtsamkeit gegen den Zwang

Rücksprache mit dem Psychotherapeuten erfolgen und die Übungen entsprechend ausgewählt werden. Im Verlauf lohnt sich auch hier der Kauf weiterführender Literatur oder von Audio-CDs beziehungsweise der Besuch eines entsprechenden Kurses. Ein wenig Achtsamkeit haben wir in der oben beschriebenen Übung schon durchgeführt. Das bewusste Innehalten im gegenwärtigen Moment und das Wahrnehmen von Füßen und Händen ist eine Übung aus der Achtsamkeitslehre. Ursprünglich stammt die Achtsamkeit aus dem Buddhismus und hat eine lange Tradition. Besonders schön lässt sich Achtsamkeit auch zur Integration der Zwangsstörung in das Selbstverständnis des Patienten nutzen: „Diese Gedanken, das bin nicht ich, das ist mein Zwang. Ich lenke meine Aufmerksamkeit lieber auf etwas anderes!" Damit sind wir bei der bereits angekündigten Übung. Auch hier ist es sehr empfehlenswert, zunächst eine Audioaufzeichnung anzufertigen oder sich den Text bei den ersten Übungseinheiten vorlesen zu lassen. Sobald Sie die Übung einigermaßen beherrschen, sollten Sie diese aber unbedingt allein durchführen.

Eine Achtsamkeitsübung

NUN SIND SIE GEFRAGT!

- Stellen Sie zwei Stühle einander gegenüber in einen Raum. Öffnen Sie als Nächstes das Fenster. Setzen Sie sich auf einen Stuhl und achten Sie auf Ihre Sitzposition. Schließen Sie dazu die Augen. Wie fühlt sich der Kontakt der Füße zum Boden an? Wie fühlt sich Ihr Gesäß auf dem Stuhl an? Wie liegt Ihr Rücken an der Lehne an?
- Öffnen Sie die Augen wieder und betrachten Sie den leeren zweiten Stuhl. Dieser steht sinnbildlich als Bühne für Ihren Zwang. Prägen Sie sich den Stuhl gut ein und schließen Sie erneut die Augen. Können Sie den Stuhl vor ihrem inneren Auge sehen? Platzieren Sie den Zwang auf Ihren imaginären Stuhl. Wie sieht der Zwang aus? Hat er die Gestalt eines kleinen Monsters? Hat er vielleicht Ähnlichkeiten mit Ihnen selbst? Was macht der Zwang gerade? Versuchen Sie, alle Ihre Zwangsgedanken in den personalisierten Zwang zu legen. So störend, so hässlich – den wollen Sie unbedingt loswerden (➤ Abb. 27)!
- Sie werden Ihren Zwang nun ignorieren. So nehmen Sie im Schritt für Schritt seine Macht. Was können Sie außer Ihrem Zwang noch wahrnehmen? Welche Geräusche dringen von draußen herein? Können Sie vielleicht Vogelgezwitscher wahrnehmen? Hören Sie Stimmen anderer Menschen? Wenn Sie zwischenzeitlich wieder an Ihren Zwang denken müssen, lassen Sie diesen Gedanken ziehen und versuchen Sie, sich ganz auf die Umgebung zu konzentrieren. Was können Sie noch hören? Welche Dinge haben Sie zuvor gar nicht wahrnehmen können? Was können Sie fühlen? Spüren Sie einen Windhauch vom Fenster? Wie fühlt sich die Temperatur gerade für Sie an? Was können Sie riechen? Dringen Gerüche von außen zu Ihnen? Ihr Zwang wird immer unwichtiger und unwichtiger. Es gibt allein jetzt so viele Dinge, die schöner wahrzunehmen sind. Zu hören, zu riechen, zu fühlen.
- Öffnen Sie nun die Augen und beginnen Sie damit, sich im Zimmer umzusehen. Was können Sie entdecken? Was haben Sie schon lange nicht mehr betrachtet? Welche Gegenstände sind Ihnen wichtig? Was verbinden Sie mit diesen Gegenständen? Was haben Sie erlebt? Versuchen Sie, den Stuhl und den Zwang, der darauf sitzt, zu ignorieren. Was spielt er schon für eine Rolle? Sie befinden sich gerade auf einer wunderbaren Entdeckungsreise. So haben Sie dieses Zimmer bestimmt noch nie wahrgenommen.
- Wenn Sie mögen, schließen Sie erneut die Augen, um sich der Wichtigkeit der Gegenstände, den Geräuschen, Empfindungen oder Gerüchen hinzugeben. Verweilen Sie einen Moment in diesem Zustand und kommen Sie dann wieder in das Hier und Jetzt zurück.

Mit Gelassenheit den Zwängen zu Leibe rücken

Konnten Sie die Übung für sich umsetzen? Wenn nicht, dann sollten Sie unbedingt weiter üben. Es bedarf auch hierbei einiger Wiederholungen, ehe man Achtsamkeit voll für sich nutzen kann. Im Grunde genommen beschreibt die Übung die **Kernaussage der Achtsamkeit bei Zwangsstörungen**: Gelassenheit im Umgang mit den eigenen Zwängen. Sie zu ignorieren ist ein wesentlicher Bestandteil dabei (außer Sie setzen sich gerade in einer Exposition damit auseinander). Es gibt so viele Dinge die wichtiger sind als der Zwang: Man kann achtsam das Rauschen der Baumkronen im Wald wahrnehmen oder das Knarren ihrer Stämme im Wind. Wie die Übung zeigt muss man nicht einmal unbedingt in den Wald hinaus: Man kann achtsam essen, achtsam sitzen, achtsam gehen und achtsam duschen. Ein paar Minuten Achtsamkeit am Tag reichen aus, um eine Reduktion unseres Stresslevels und damit auch eine Reduktion der Zwangssymptome zu bewirken. – Sie werden es merken.

KAPITEL

26 Umgang mit Rückschritten

Rückschritten entgegentreten

Manchmal heißt „zwangfrei werden" auch, dass man einen Schritt zurück macht, um dann wieder zwei nach vorn zu gehen. Sie müssen **lernen, mit solchen Rückschritten umzugehen**. Zudem werden wir gemeinsam einen **Notfallplan** aufstellen. Führen Sie Ihr Zwangtagebuch regelmäßig, um den Überblick über Ihre aktuellen Symptome nicht zu verlieren. Planen Sie Ihre Expositionen und passen Sie diese an Ihre aktuelle Situation an. Wenn Sie eine Zunahme Ihrer Zwangssymptome bemerken, müssen Sie verstärkt an diesen Expositionen arbeiten, um dem Zwang frühzeitig entgegenzuwirken. Wenn Sie bemerken, dass Ihnen bestimmte Situationen wieder schwerer vorkommen oder sie beginnen, solche Situationen zu vermeiden, dann machen Sie das Gegenteil: Konfrontieren Sie sich mit diesen Situationen, um dem Zwang nicht noch mehr Spielraum zu geben. Sie müssen aktiv bleiben, um vorzubeugen. Wiederholen Sie dazu bei Bedarf auch die entsprechenden Kapitel aus diesem Buch, um das darin vermittelte Wissen wieder präsent zu haben.

Stress beachten

Wir haben bereits gelernt, dass Zwangsstörungen mit Stress assoziiert sind. Diesen Sachverhalt muss man sich immer bewusst machen, gerade beim Thema Rückschritte. Wir können alle in stressige Situationen geraten, sei es durch negative Lebensereignisse wie der Verlust eines Angehörigen, eine Trennung oder eine Krankheit. Aber auch positive Lebensereignisse können über veränderte Umgebungsbedingungen zum Auftreten von Zwängen führen. Vielleicht ist also das Wiederaufkommen von Symptomen eine Reaktion auf eine neu aufgetretene Anspannung. Prüfen Sie Ihren Alltag auf Stressoren und verfahren Sie damit wie im Kapitel Stressbewältigung (> Kapitel 24) besprochen. Ihre Symptome sind ständigen Veränderungen unterworfen. Demzufolge werden Sie sich Ihren Symptome anpassen und gegebenenfalls auch verändern. Bewahren Sie ein offenes Auge für neu auftretende Zwangssymptome und arbeiten Sie frühzeitig dagegen an. Sie befinden sich in einem fortdauernden Prozess und haben bis zu dieser Stelle bereits so viel lernen können. Bleiben Sie aktiv und **lassen Sie sich nicht von vorübergehenden Rückschritten entmutigen**.

4 Regeln zum Umgang mit Rückschritten

Folgende vier Regeln können Ihnen beim **Umgang mit Rückschritten** helfen:

1. Machen Sie sich klar, dass die Symptome, die Sie haben, Teil einer Erkrankung sind. Ihr Verhalten oder Denken erfolgt nicht aus freien Stücken. Demzufolge müssen Sie sich auch vor niemandem rechtfertigen, erst recht nicht vor sich selbst! Geben Sie dem Zwang wie in der zuletzt vorgestellten Achtsamkeitsübung eine Gestalt und betiteln Sie sie als das, was sie ist: **Etwas, das sie unbedingt loswerden wollen.**

2. Verkriechen Sie sich nicht, sondern **bekämpfen Sie aktiv Ihre Zwänge**. Es ist keine Schande, einmal einen Schritt zurückzugehen, solange klar ist, dass danach zwei Schritte nach vorn folgen sollten. Üben Sie Situationen, die Ihnen schwierig erscheinen, möglichst frühzeitig. Verfallen Sie nicht in Vermeidungsverhaltensweisen.
3. Prüfen Sie Ihren Alltag auf aktuelle und auf Belastungen, die noch auf Sie zukommen werden. Machen Sie sich klar, dass **Stress** bei jedem Menschen das **Bedürfnis nach mehr Kontrolle** weckt und damit auch zu mehr zwanghaften Verhaltensweisen führen kann. Das ist ganz normal!
4. Machen Sie sich klar, dass Sie Zwangssymptome, die erneut auftreten, auch ein zweites Mal angehen können. Sie haben auch nicht innerhalb von drei Tagen Lesen gelernt! Manche Dinge muss man intensiver üben. Bleiben Sie also dran und schrecken Sie nicht davor zurück **professionelle psychotherapeutische Hilfe** in Anspruch zu nehmen.

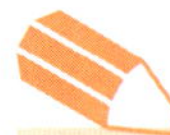

NUN SIND SIE GEFRAGT!

Machen Sie diese vier Punkte zu Ihren Leitsätzen. Formulieren Sie die Sätze auf sich um und übernehmen Sie sie in Ihr Zwangtagebuch (Beispiel: „Wenn meine Zwänge wiederkommen, verkrieche ich mich nicht, sondern bekämpfe sie aktiv").

Einen Notfallplan erstellen

Der **Notfallplan** sollte ebenfalls Einzug in Ihr Zwangtagebuch finden. Er tritt immer dann in Kraft, wenn Ihnen in Zukunft eine Situation nicht mehr beherrschbar erscheint und ein Neutralisierungs- oder Vermeidungsverhalten den scheinbar einzigen Ausweg darstellt. Wir werden nun gemeinsam einen solchen Notfallplan erstellen.

Greifen Sie dazu auf Ihre Rangliste und die bereits absolvierten Expositionen zurück und übertragen Sie alle eventuell auftretenden Situationen in ihren Notfallplan. Schreiben Sie nun daneben eine klare Handlungsanweisung, was in der entsprechenden Situation zu tun ist. Im Falle des Falles liefert Ihnen der Notfallplan dann eine brauchbare Alternative. Unser Beispiel zeigt einen exemplarischen Notfallplan für den Fall des Wiederauftretens von Zwangssymptomen beim Anfassen von Geldstücken.

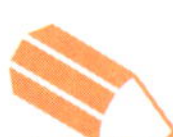

NUN SIND SIE GEFRAGT!

Notfallplan (Beispiel)

- **Situation:** *Ich habe Schwierigkeiten, Geldstücke anzufassen. Ich denke, ich würde mich mit etwas infizieren.*
- **Handlungsanweisungen:**
  - Ich werde unter keinen Umständen in alte Gewohnheiten zurückfallen und meine Zwangshandlung *Händewaschen und Hände an der Kleidung abwischen* anwenden, weil ich weiß, dass mir das nicht helfen wird!
  - Ich werde unter keinen Umständen in alte Gewohnheiten zurückfallen und meinen Zwangsgedanken *„Ich werde mich infizieren!"* und *„Ich werde sterben!"* freien Lauf lassen, weil ich weiß, dass mir das nicht helfen wird!

- Ich werde die Situation nicht vermeiden, weil ich weiß, dass mir das nicht helfen wird. Ich werde insbesondere nicht anwenden: *Vermeiden der Situation, denken, es handle sich bloß um kleine Steinchen.*
- Ich werde mich auf das berufen, was ich gelernt und erreicht habe, und die Situation im Rahmen einer erneuten Exposition üben. Wenn nötig, werde ich mir professionelle Unterstützung holen.

Erstellen Sie nun anhand des Beispiels Handlungsanweisungen für einige Situationen, die möglicherweise auf Sie zukommen.

Der Notfallplan wird Sie von nun an begleiten und Ihnen immer dann Handlungsweisungen geben, wenn der Kopf gerade von Zwängen in Beschlag genommen wird.

KAPITEL

27 Soziales Kompetenztraining – selbstsicherer werden

Zwang hat Auswirkungen auf soziale Interaktionen

Eine umfassende Therapie der Zwangsstörung sollte auch ein sogenanntes soziales Kompetenztraining beinhalten (> Kapitel 9). Eine Zwangsstörung hat meist starke Auswirkungen auf die sozialen Interaktionen eines Patienten. Sie beeinflusst nicht nur Partnerschaften und Freundschaften. Der Patient hat durch seine Zwangssymptomatik häufig Schwierigkeiten mit ganz alltäglichen sozialen Interaktionen, sei es beim Einkaufen oder im Restaurant. Häufig wird gerade in Tageskliniken oder vergleichbaren Gruppentherapien deshalb ein solches Training angeboten. Hier üben die Patienten in Rollenspielen soziale Interaktionen. Einige Trainingsschwerpunkte werden im Folgenden vorgestellt.

Zwangspatienten neigen zu einem **selbstunsicheren Verhalten**. Das bedeutet, Sie fühlen sich in vielen sozialen Situationen unsicher und wissen nicht wie sie sich verhalten sollen. Im ersten Schritt geht es um das Erkennen solcher Defizite. Im zweiten Schritt kann ein Training zum selbstsicheren Verhalten diese Defizite beheben. Lassen Sie uns dazu gemeinsam die nachfolgende Übung durchführen.

NUN SIND SIE GEFRAGT!

Beantworten Sie die zehn nachfolgenden Fragen:

1. Wann haben Sie das letzte Mal eine Information erfragt (z.B. nach dem Weg oder der Uhrzeit)?
2. Wann haben Sie das letzte Mal jemanden um einen Gefallen gebeten (z.B., ob Ihnen jemand Arbeit abnehmen kann, damit Sie mehr Zeit für sich haben)?
3. Wann haben Sie sich das letzte Mal beschwert (z.B. über das Essen im Restaurant)?
4. Wann haben Sie das letzte Mal zu etwas „Nein" gesagt (z.B., wenn jemand etwas von Ihnen einfordert, was Sie nicht leisten können)?
5. Wann haben Sie das letzte Mal Ihre gegenteilige Meinung geäußert (z.B., wenn jemand ganz anderer Ansicht ist als Sie)?
6. Wann haben Sie das letzte Mal jemanden berechtigterweise kritisiert (z.B., wenn jemand sich Ihnen gegenüber falsch verhält)?
7. Wann haben Sie das letzte Mal jemandem ein Kompliment gemacht (z.B., wenn ihr Gegenüber ein neues Kleidungsstück trägt, das ihm oder ihr sehr gut steht)?
8. Wann konnten Sie das letzte Mal ein Lob annehmen (z.B., wenn jemand Ihre Bemühungen honoriert)?
9. Wann haben Sie sich das letzte Mal berechtigterweise für etwas entschuldigt (z.B., wenn Sie jemanden ungerecht behandeln)?
10. Wann haben Sie das letzte Mal von sich aus ein Gespräch begonnen oder neue Aspekte in ein bestehendes Gespräch eingebracht (z.B. in einer Gruppe von Menschen, wenn Sie eigentlich etwas Passendes zum Thema beisteuern könnten)?

27

KANN ICH HELFEN?
NEIN!
WIRKLICH NICHT?
ICH HELFE IHNEN MAL EBEN.
REKLAMATION
IDIOT!
RECHNUNG
DIE ZAHLE ICH NICHT!

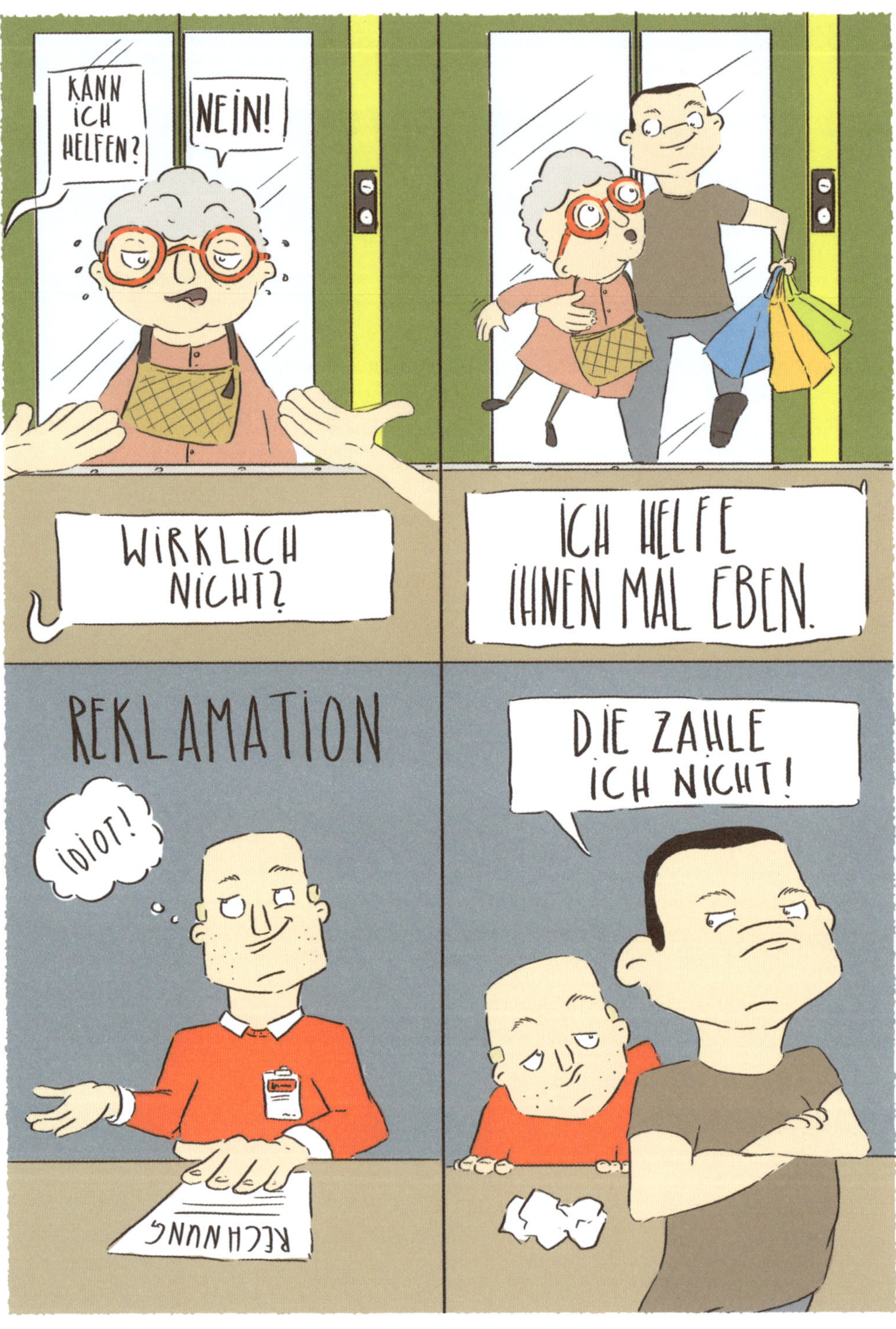

Abb. 28 Selbstsicher reagieren

Haben Sie bei den meisten der zehn Fragen einen Zeitraum notiert, der länger zurückliegt? Ein solches Verhalten ist typisch für selbstunsichere Menschen. Es liegt nun an Ihnen, Ihr selbstsicheres Verhalten wieder zu trainieren. Welche dieser Situationen wollen Sie unbedingt verändern? Welche werden ihn schwer-, welche leichtfallen? Das Erlernen selbstsicherer Verhaltensweisen ist im Prinzip eine kleine Expositionsbehandlung. Wenn Sie möchten, können Sie aus den vorherstehenden Fragen gerne Expositionen ableiten und diese üben (Beispiel: Morgen jemandem ein Kompliment machen).

Selbstsicheres Verhalten lässt sich üben

Im Rahmen von Rollenspielen lässt sich **selbstsicheres Verhalten** am besten üben. Es geht dabei nicht um das Auswendiglernen bestimmter Verhaltensweisen. Vielmehr besteht selbstsicheres Verhalten darin, **auf unterschiedliche Situationen adäquat zu reagieren**. Durch wiederholtes Üben lernen die Patienten wieder, auf eine Sammlung unterschiedlicher Verhaltensweisen zurückzugreifen. Diese Sammlung muss nicht nur höfliche Floskeln enthalten. Es kann manchmal auch notwendig sein, seine Wut zu kanalisieren und bestimmt aufzutreten. Diese **Flexibilität** ist vielen Zwangspatienten abhandengekommen. Sie reagieren dann teilweise inadäquat, da sie sich nicht anders zu helfen wissen. Dass sich jemand nicht gerade darüber freut, wenn man ihn anschreit, weil seine neue Frisur schön ist, das müssen manche Patienten erst wieder lernen.
Schauen wir uns dazu die nachfolgenden beiden Fragen und mögliche Antworten darauf an[1]:

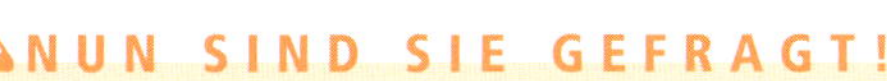

1. Sie fahren im Bus und bemerken, dass eine ältere Dame Schwierigkeiten hat, ihre offensichtlich schwere Einkaufstasche in das Innere des Busses zu bugsieren. Sie hat bereits die Hilfe eines jungen Mannes, ihr zu helfen, leicht gereizt ausgeschlagen, müht sich aber weiterhin damit ab, in den Bus zu gelangen. Wie verhalten Sie sich?
   a. Sie stehen auf und sprechen die ältere Dame direkt an: „Lassen Sie mich Ihnen doch bitte helfen. Ich kann das nicht mit ansehen wie Sie sich hier abmühen." Als die Dame erneut ablehnt setzen Sie nach: „Ach kommen Sie, keine falsche Bescheidenheit, ich helfe Ihnen doch gerne." und greifen nach der Tasche.
   b. Sie bleiben lieber sitzen, die Hilfe des jungen Mannes hat sie schließlich bereits ausgeschlagen.
   c. Sie stehen auf und bieten der Dame erneut Ihre Hilfe an: „Sind Sie sicher, dass ich Ihnen nicht doch zu Hand gehen kann? Ich sehe doch wie Sie sich hier abmühen. Es macht mir wirklich nichts aus".
   d. Sie stehen auf, reißen der Dame die Tasche aus der Hand und werfen Sie auf einen Sitz. „Wir haben nicht ewig Zeit!", kommt es über Ihre Lippen.
2. Sie haben sich einen neuen Fernseher gekauft. Dieser geht leider nach wenigen Tagen normalen Gebrauchs im Wohnzimmer bereits kaputt. Sie bringen das Gerät zurück zum Elektrohändler Ihres Vertrauens. Dieser sichert Ihnen zu, das Gerät kostenlos zu reparieren. Als Sie den Fernseher wenige Tage später abholen wollen schiebt er Ihnen beim Verlassen des Ladens eine saftige Rechnung entgegen.

[1] Modifiziert nach: C. Oelkers, M. Hautzinger: Zwangsstörungen. Weinheim. Beltz, 2013.

Sie haben mir nicht erzählt, dass Sie das Gerät draußen im Regen betrieben haben, sagt er. In solchen Fällen ist die Garantie natürlich hinfällig. Wie verhalten Sie sich?

a. Sie entgegnen: Ich kann mir das nicht erklären, aber Sie sind natürlich der Fachmann! Sie bezahlen die Rechnung.
b. Bloß keinen zusätzlichen Stress, Hauptsache der Fernseher funktioniert wieder. Sie zahlen die Rechnung ohne weitere Worte zu verlieren.
c. Ich kann mir nicht erklären, wie Sie einen Wasserschaden finden konnten. Das Gerät stand bei mir lediglich im Wohnzimmer und wurde fachgerecht transportiert. Wäre es möglich, dass wir das mit der Rechnung vergessen?
d. Sie erheben die Stimme und entgegnen: Ich kann Ihnen versichern, dass ich das Gerät nicht draußen betrieben habe und auch sonst sehr vorsichtig war. Das Problem scheint mir also eher bei Ihnen zu liegen! Ich werde diese Rechnung nicht bezahlen!

Besprechung der Übung

Für welche beiden Antworten haben Sie sich entschieden (➤ Abb. 28)?

- Die Antworten a. sind überfreundlich. Solche Verhaltensweisen findet man häufig bei Zwangspatienten. Sie entscheiden sich für ein überfreundliches Verhalten, um Konflikten aus dem Weg zu gehen. Lieber überfreundlich sein als einen falschen Eindruck erwecken? Das mag in der ersten Situation noch funktionieren, auch wenn die ältere Dame aufgrund der Grenzüberschreitung Ihrerseits erst richtig böse werden kann. Spätestens im Elektroladen kommen Sie mit Ihrer überfreundlichen Art allerdings nicht sehr weit.
- Die Antworten b. finden sich ebenfalls häufig bei Zwangspatienten. Sie beschreiben das Vermeiden der Situation. Nach dem Motto „Augen zu und durch" lässt sich möglichen Konflikten aus dem Weg gehen, allerdings werden Sie auf lange Sicht damit keinen Erfolg haben.
- Die Antworten c. werden wahrscheinlich viele von Ihnen gewählt haben. Wer sich für dieses Antworten entschieden hat, nimmt eher eine freundlich neutrale Position ein. Auf die erste Situation bezogen ist das wahrscheinlich auch die sinnvollste Vorgehensweise. Bei der zweiten Situation jedoch werden Sie damit nicht bestimmt genug auftreten und die Rechnung bezahlen müssen.
- Antwort d. ist im ersten Fall natürlich viel zu aggressiv, im zweiten Fall stellt sie jedoch die wahrscheinlich sinnvollste Antwort da.

Sie bemerken also: **Entscheidend ist die jeweilige Situation.** Wer es schafft, sich in sozialen Interaktionen mehrere Antwortmöglichkeiten zurechtzulegen, der kann flexibler auf unterschiedliche Situationen reagieren. Es gibt nicht nur den einen möglichen Weg und wer immer nur freundlich ist, wird genauso in Schwierigkeiten kommen wie jemand, der alle Situationen vermeidet oder immer gleich wütend wird.

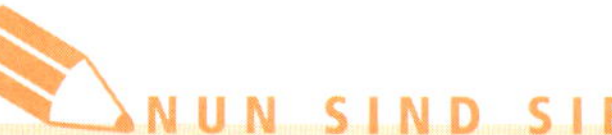

NUN SIND SIE GEFRAGT!

Beachten Sie die neuen Sachverhalte, wenn es um das Üben von sozialen Interaktionen geht und arbeiten Sie diese in Ihre Expositionen mit ein.

KAPITEL

28 Soziales Kompetenztraining – zwischenmenschliche Interaktionen

Interaktionen zwischen Menschen beachten

Wenn die Basis der sozialen Kompetenz in Form des selbstsicheren Verhaltens wieder verbessert wurde, kann man sich dem nächsten Schritt widmen: Der **Interaktionen zwischen Menschen**. Die Zwangsstörung bewirkt eine Veränderung des Denkens, Fühlens und Handelns und hat folglich auch Auswirkungen auf die Interaktion mit anderen Menschen. Viele Zwangspatienten ziehen sich sogar ganz aus dem sozialen Leben zurück, lassen Freundschaften auslaufen und brechen den Kontakt zu Verwandten ab, weil Ihnen ihre Zwänge im Weg stehen, die Zwangssymptome zu viel Zeit in Anspruch nehmen oder sie eine große Scham entwickeln.

Angst vor sozialen Situationen

An dieser Stelle besteht eine wichtige Verbindung zu den häufig gemeinsam auftretenden Angsterkrankungen. Es können soziale Ängste auftreten, im schweren Fall kann gar eine sogenannte **soziale Phobie** entstehen. Ein sozialphobischer Patient entwickelt starke **Ängste vor sozialen Situationen**. Das bedeutet, dass es ihm vor allem unangenehm ist, in Kontakt mit anderen Menschen zu treten und durch diese bewertet zu werden. Meist führt die Erkrankung zur Vermeidung von sozialen Kontakten und einem niedrigen Selbstwertgefühl. An körperlichen Symptomen berichten die Patienten häufig von schnellem Erröten, Zittern der Hände, Schwindel, einem flauen Gefühl im Magen oder dem Drang auf die Toilette gehen zu müssen. Gerade die nach außen sichtbaren Symptome, wie das Zittern und Erröten oder die Sorge einzunässen, verstärken die **Angst vor sozialen Kontakten** zusätzlich. Eine solche soziale Phobie sollte immer **psychotherapeutisch mitbehandelt** werden. Dazu bedarf es unter Umständen mehr als die Durchführung des sozialen Kompetenztrainings, wenngleich dies auch bei soziophobischen Patienten ein wichtiger Bestandteil der Therapie ist.

Die anderen miteinbeziehen

Interaktion bedeutet stets, dass auch andere Personen beteiligt sind. Der Fokus richtet sich daher nicht ausschließlich auf den Patienten selbst. Auch das Gegenüber hat gewisse soziale Vorstellungen und Erwartungen an den Patienten. Oftmals erwecken Zwangspatienten den Eindruck „sonderbar" oder „seltsam" zu sein. Häufig fehlt das Verständnis für die Erkrankung, man bleibt lieber auf Abstand und ist misstrauisch. Das erleichtert es den Patienten nicht gerade. Hier ist Offenheit gefragt. **Lernen Sie, offen auf Menschen zuzugehen, und suchen Sie Verständnis.** Lassen Sie sich nicht entmutigen, wenn Sie nicht (gleich) auf Verständnis stoßen. Es hat lange Zeit gedauert, ehe man in der Öffentlichkeit begonnen hat, über das Thema Depression zu sprechen. Heute trifft man in aller Regel auf Verständnis. Es bleibt zu hoffen, dass es sich bei der Zwangsstörung ähnlich verhalten wird.

Schieflage in der Partnerschaft

Im Verlauf können dann auch **spezielle interaktionelle Schwierigkeiten**, zum Beispiel mit dem Partner, betrachtet werden. Eine Zwangsstörung kann sich zur großen Belastung für den Partner entwickeln, häufig sind Angehörige jedoch auch fester Bestandteil der Zwangssymptomatik. Damit werden wir uns ausführlich in ➤ Kapitel 29 beschäftigen. Durch die andauernde Beschäftigung mit der eignen Symptomatik entsteht häufig eine **asymmetrische Beziehung**: Der Patient entwickelt das Gefühl, dass seine Schwierigkeiten schwerwiegender sind als die des Partners. Häufig müssen Patienten zunächst wieder lernen, ihrem Partner zuzuhören und durch Erfragen etwaige Probleme zu erfassen. Im Anschluss sollten Sie das formulierte Problem Ihres Partners möglichst wertfrei wiederholen. **Benennen** Sie zunächst, **die Gefühle Ihres Gegenübers,** die Sie wahrgenommenen haben. „Ich glaube, du würdest dir wünschen, wir hätten wieder mehr Sex miteinander. Ich glaube, es macht dich ärgerlich all diese Regeln einzuhalten, was das Duschen davor und das Neubeziehen des Bettes danach angeht!“ Vergessen Sie nicht, dass Sie im Verlauf dieses Ratgebers gewaltige Fortschritte gemacht haben, was das Erkennen von Gefühlen angeht. Benennen Sie im Anschluss Ihre eigenen Gefühle: „Ich fühle mich unverstanden. Zudem habe ich das Gefühl, mich rechtfertigen zu müssen, dabei leide ich selbst unter diesen Dingen.“

Zuhören und ins Gespräch kommen

Zur Lösung des Problems empfiehlt es sich, **nicht gleich mit der Tür ins Haus zu fallen** und auch die Bemühungen des Partners anzuerkennen, ehe das Kernproblem benannt wird. „Ich bemerke, dass du dir Mühe gibst mir zu helfen, aber ich kann mich im Moment einfach nicht so sehr fallen lassen. Wenn ich in Gedanken bei meinen Problemen bin, habe ich keine Lust auf Sex.“ Im Anschluss kann häufig ein gemeinsamer Kompromiss herausgearbeitet werden. „In Ordnung, ich werde dir mehr Rückmeldung geben, wie es mir geht, damit wir die Zeit ohne Zwangssymptome besser zusammen nutzen können. Ich verspreche dir, das Thema Sexualität in meiner nächsten Therapiestunde anzusprechen, vielleicht hat mein Therapeut noch ein paar gute Ideen“.

Eskalationen vermeiden!

Vermeiden Sie dabei mögliche **Eskalationen** („Immer willst du nur Sex, bestimmt hast du mich längst betrogen!“) und setzen Sie das Gespräch beim kleinsten Anzeichen einer Eskalation zu einem anderen Zeitpunkt unter ruhigen Bedingungen fort. Im Rahmen des sozialen Kompetenztrainings werden solche Gespräche in Rollenspielen geübt. Der Patient schlüpft dabei auch in die Rolle des Partners, um dessen Standpunkt verstehen zu können („Ich habe auch Bedürfnisse und dein komisches Waschen und sonstiges Gehabe geht mir inzwischen gewaltig auf die Nerven!“). Solche Gefühle sind durchaus legitim, der Patient muss lernen, auch mit eventuellen Gefühlsausbrüchen seines Partners zurechtzukommen. In bestimmten Fällen kann auch ein **therapeutisches Gespräch** zu dritt oder eine **Paartherapie** sinnvoll sein. Vielleicht liegt das Problem in der Interaktion ja auch gar nicht bei Ihnen selbst und Ihr Partner benötigt ebenfalls Hilfe? Mehr zum Thema Angehörige erfahren Sie in ➤ Kapitel 29.

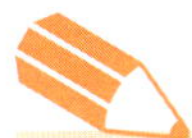

NUN SIND SIE GEFRAGT!

Versuchen Sie nun, Verhaltensregeln für interpersonelle Kommunikation herauszuarbeiten und versuchen Sie, diese umzusetzen. Kommen Sie auch auf insgesamt acht Regeln? Zur Hilfestellung nachfolgend zunächst die Anfangsbuchstaben der Techniken:

1. Z…
2. E…
3. W…
4. G… (beidseitig)
5. A…
6. K… benennen
7. K… erarbeiten
8. E… vermeiden

Haben Sie alle Regeln herausarbeiten können? Falls nicht, hier die Auflösung: zuhören, erfragen, wiederholen, Gefühle (beidseitig), anerkennen, Kernproblem benennen, Kompromiss erarbeiten, Eskalation vermeiden.

KAPITEL

29 Selbsthilfe und Angehörige

Selbsthilfe – selbst aktiv werden

Selbsthilfe beschreibt alle Maßnahmen, die einer psychischen Erkrankung entgegenwirken und vom Betroffenen selbst durchgeführt werden. Das Lesen dieses Buches etwa ist als Selbsthilfe einzuordnen. Ebenso das Durchführen von Entspannungsverfahren mithilfe einer begleitenden CD. Selbsthilfe ist auch im Rahmen einer Psychotherapie gefragt. Schließlich kann eine Veränderung nur dann bewirkt werden, **wenn der Betroffene selbst aktiv wird**. Darüber hinaus gibt es Selbsthilfeangebote für Gruppen. Das Prinzip einer solchen Selbsthilfegruppe ist Ihnen wahrscheinlich am ehesten aus dem Bereich der Suchtmittelabhängigkeit, beispielsweise Alkohol bekannt. In solchen Gruppen trifft man sich meist wöchentlich um weiterhin an der Abstinenz zu arbeiten. Vergleichbare Konzepte gibt es auch für Zwangsstörungen. In einer Gruppe lassen sich viele Fragen und Probleme gemeinsam sehr viel besser lösen. So können etwa Expositionen geplant werden und man prüft sich gegenseitig auf Zwangssymptome und Vermeidungsverhalten. Die Gruppe bietet Gelegenheit zum Austausch und fördert soziale Kontakte. Idealerweise wird eine solche Gruppe von einem Psychotherapeuten geleitet.

Angehörigen sind meist stark involviert

Angehörige haben bei psychischen Erkrankungen einen **sehr hohen Stellenwert**. Bei Zwangsstörungen nimmt der Angehörige zudem häufig eine Sonderfunktion ein, die es unbedingt zu beachten gilt.

Gemeint ist damit das meist unbewusste Aufrechterhalten der Zwangssymptome. So unterstützen Angehörige beispielsweise ein Kontrollverhalten, indem Sie mit dem Patienten erneut zur Wohnung zurückfahren um nachzusehen, ob die Tür denn wirklich abgeschlossen ist. Ein solches Verhalten ist nachvollziehbar, der Angehörige hat die Erfahrung gemacht, dass der Patient sonst in einen großen Anspannungszustand gerät und darunter sehr leidet – das möchte er natürlich nicht. Im Sinne einer fehlenden Konfrontation und damit einer fehlenden Gewöhnung ist ein solches Verhalten aus therapeutischer Sicht jedoch nicht zu empfehlen. Das somit empfehlenswerte **bewusste Unterlassen von Hilfestellung** im Rahmen der auftretenden Anspannung kann von den Betroffenen aber als Ablehnung empfunden werden. Es ist daher sehr wichtig ist, dass sich beide – Patient und Angehöriger – der Problematik eines solchen unterstützenden Verhaltens bewusst sind. Hier die richtige Balance zu finden, kann eine Herausforderung darstellen. Auf der einen Seite möchte man als Angehöriger nicht, dass ein Mensch der einem wichtig ist, Leid erfährt. Auf der anderen Seite ist aber nur so langfristig eine Besserung der Symptome möglich.

Angehöriger ≠ Teil der Symptomatik

Die alles entscheidende Regel lautet demnach: **Lassen Sie sich als Angehöriger nicht zum Teil der Symptomatik machen.** Distanzieren Sie sich von den

Zwangssymptomen Ihres betroffenen Angehörigen oder Partners. Treten Sie seinen Zwängen gegenüber verständnisvoll, aber distanziert auf und besprechen Sie mit ihm eventuell auftretende Gefühle der Ablehnung. Machen Sie ihm klar, dass sich diese Ablehnung nur auf die Zwangssymptomatik bezieht, nicht auf ihn persönlich. Versuchen Sie, keine Diskussionen über den Sinn der Zwangssymptomatiken mit Ihrem betroffenen Angehörigen zu führen. Vergessen Sie nicht, dass er sich selbst der Sinnlosigkeit seiner Handlungen bewusst ist. Das ist Teil der Symptomatik. Sätze wie: „Das ist doch einfach hirnrissig, was du da wieder machst!“ oder „Das ist doch nicht normal!“ werden den Betroffenen nur noch mehr unter Druck setzen. Er weiß selbst, dass sein Verhalten nicht normal ist. Das muss er nicht noch von Ihnen hören. Es ist absolut nachvollziehbar, dass Sie als Angehöriger unter der Erkrankung des Partners oder anderer Familienangehöriger leiden. Je nach Schwere der Symptomatik nimmt die Erkrankung sehr viel Zeit und Raum in Anspruch.

Hier finden Angehörige Hilfe und Unterstützung

Lassen Sie diesen Frust nicht an dem Betroffenen aus. Suchen Sie sich Unterstützung, etwa in Form von **Angehörigengruppen**. Ich hatte die Gelegenheit eine solche Angehörigengruppe therapeutisch zu begleiten und war anfangs erstaunt, wie viel Ärger und Frust über die nicht anwesenden Betroffenen seitens der Angehörigen mit in die Gruppe gebracht wurde. Genau das ist jedoch wünschenswert. Das Leben mit einem psychisch erkrankten Menschen kann einen manchmal den sprichwörtlich letzten Nerv rauben. Es ist absolut legitim sich manchmal den Frust von der Seele zu reden. Etwa dann, wenn der letzte Familienurlaub vorzeitig abgebrochen werden musste, weil der Betroffene mit seiner Zwangssymptomatik nicht zurechtkam. Solche Gruppen sind der richtige Ort, um ausführlich über solche Dinge zu reden.

Im Gespräch mit Ihrem betroffenen Angehörigen hingegen sollten Sie den Zwangssymptomen so wenig Zeit und Raum wie möglich einräumen. Signalisieren Sie ihm, dass Sie natürlich für seine Nöte ein offenes Ohr haben, dass Sie Gespräche über die Zwänge als solches aber auf ein absolutes Minimum reduzieren werden. Vereinbaren Sie am besten feste Zeiten, in denen über Zwänge gesprochen werden darf. Außerhalb dieser Zeiten stehen Sie gerade für Rückversicherungstendenzen der Marke „Schatz, habe ich die Tür jetzt wirklich abgeschlossen?“ nicht zur Verfügung. Der Zwang hat oft schon genug vom Leben geraubt, man sollte ihn nicht weiter im Mittelpunkt stehen lassen.

Als Angehöriger auch auf sich selbst achten

Achten Sie als Angehöriger auch auf sich selbst und äußern Sie ihre eigenen Wünsche. Wäre es nicht schön, wenn Ihr betroffener Partner wieder einmal für Sie einkaufen gehen würde? Letztlich rate ich den Angehörigen zu mehr **Gelassenheit im Umgang mit der Erkrankung**. Indem man der Erkrankung gemeinsam den Raum wegnimmt, den sie bislang eingefordert hat, wird ganz von selbst eine Veränderung bewirkt. Ihr Leben als Angehöriger sollte nicht unter der Symptomatik ihres Partners oder Verwandten leiden. Machen Sie ihm klar, dass Sie wegen seinen Zwängen nicht auf Dinge verzichten oder sich anders verhalten werden. Gerade zwanghaftes Nachversichern oder Angstsymptome, die aus dem Zwang heraus entstehen, sorgen dafür, dass man als Angehöriger dazu neigt, den Betroffenen zu schonen, ihn gewissermaßen in Watte zu packen. Das ist aus therapeutischer Sicht absolut abzulehnen. Und wenn Sie Ihr Partner an der Tür auf Knien darum bittet, nicht die Wohnung zu verlassen: Sie sollten Ihre geplanten Verabredungen nicht deswegen absagen. Der Patient muss lernen, seine Anspannung selbst zu regulieren, sonst geht der Teufelskreis immer weiter.

Angehörige als Co-Therapeuten

Wer es als Angehöriger aber schafft, den Betroffenen zu unterstützen, ohne dabei seine Zwangssymptome zu unterstützen, der kann ein wichtiger sogenannter **Co-Therapeut** werden. Unterstützen Sie Ihren betroffenen Angehörigen vor allem bei Rückschritten. Diese werden meist als Versagen aufgefasst. Machen Sie ihm anhand der beschriebenen Techniken (➤ Kapitel 26) klar, dass Rückschritte unweigerlich zum Verlauf der Therapie dazugehören. Ermutigen Sie ihn, sich den Rückschritten in Form erneuter Expositionen zu stellen. Die Expositionen sollte er allerdings ohne Ihr Beisein durchführen. Loben Sie ihn für erreichte Fortschritte. Honorieren Sie die Anstrengungen die er unternimmt, wenn er sich den Zwangssymptome entgegenstellt.

Der Zwang kommt meist langsam

Häufig ist den Angehörigen und Betroffenen gar nicht klar wie es um die aktuelle Symptomatik steht. In den meisten Fällen **verlaufen Zwangsstörungen schleichend**, das heißt eine Verschlechterung findet so langsam statt, dass sie von Personen, die man jeden Tag um sich hat, gar nicht wahrgenommen wird. Ich vergleiche das oft mit einer Veränderung des Körpergewichts: Wer sich selbst jeden Tag im Spiegel sieht, nimmt gar nicht wahr, ob man im Verlauf der letzten Monate zu- oder abgenommen hat. Trifft man hingegen einen Bekannten, den man länger nicht gesehen hat, dann wird man meist auf die Gewichtsveränderung angesprochen. So ergeht es auch Angehörigen von Zwangspatienten. Dass der Partner beispielsweise schrittweise immer mehr Einschränkungen im Alltag erfährt, fällt erst auf, wenn man nicht täglich damit konfrontiert ist. Vielen ist gar nicht bewusst, dass es sich bei den vermeintlich skurrilen Charaktereigenschaften ihres Angehörigen um eine gut behandelbare Erkrankung handelt. Man wundert sich gelegentlich als Therapeut, dass viele Patienten von Angehörigen begleitet werden, die sich keine (oder jedenfalls nur sehr wenige) Gedanken über die Zwangshandlungen machen, in die sie miteinbezogen werden. Neutralisierungsrituale, die geradezu skurril erscheinen, werden oft von den Angehörigen gar nicht hinterfragt: „Papa muss morgens immer alle Wasserhähne in der Wohnung laufen lassen, das bringt Glück für den Tag."

Kinder ≠ Co-Therapeuten

Daran sieht man, wie fest derartige Handlungen bereits in den Alltag integriert sein können. Vor allem dann, wenn bereits Kinder in die Symptomatik miteinbezogen werden, wird es sehr komplex. **Kinder sollte man nicht zu Co-Therapeuten erziehen.** Selbst ein Schulkind ist nicht in der Lage den notwendigen Spagat zwischen Nähe und Distanz zum eigenen Vater oder der Mutter zu machen. Wenn Sie das Gefühl haben, dass die Zwangssymptomatik Ihres Angehörigen die gesamte Familie im Griff hat, lohnt sich die Aufnahme einer Familientherapie.

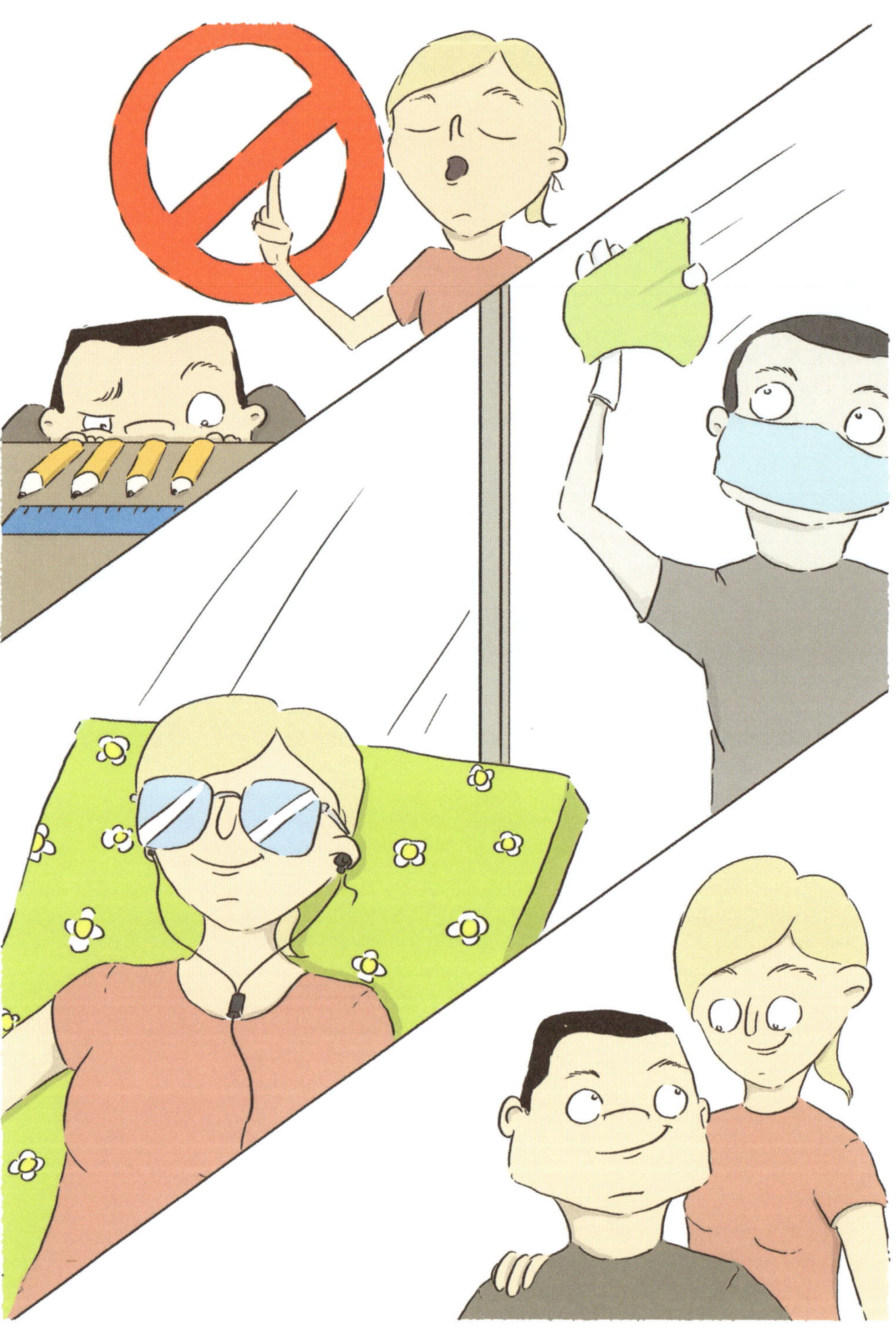

Abb. 29 Wichtige Regeln für Angehörige

Zu Beginn einer Behandlung haben Angehörige meist viele Fragen. „Wird mein Angehöriger wieder gesund werden?“, ist sicherlich die häufigste. Dafür bietet sich ein Gespräch zu dritt mit dem Arzt oder Therapeuten an. Der Therapeut kann dem Angehörigen auch den korrekten Umgang mit dem Betroffenen erläutern, ohne ihn mit Schuldgefühlen alleinzulassen.

Engagement und Einsatz – das richtige Maß finden

Zusammenfassend kann gesagt werden: Zeigen Sie Engagement und Einsatz an den richtigen Stellen. Lernen Sie jedoch auch – und das ist meist schwieriger –, sich zurückzunehmen und Ihren Angehörigen machen zu lassen (➤ Abb. 29). Der Stellenwert eines Co-Therapeuten in der Behandlung von Zwangsstörungen ist ungeheuer hoch. Durch die Lektüre dieses Kapitels sind Sie bereits auf dem besten Weg einer zu werden: Bleiben Sie an diesem Thema dran!

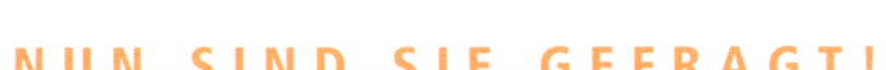

NUN SIND SIE GEFRAGT!

Informieren Sie sich über Selbsthilfegruppen in Ihrer Nähe. Schauen Sie sich ein solches Angebot doch einfach einmal unverbindlich an.

- Wie könnten Sie als Angehöriger einen Zwangspatienten in ihrem Umfeld unterstützen?
- Von welchen drei Handlungen Ihrerseits würde er oder sie profitieren?
- Welche drei Handlungen sollten Sie auf jeden Fall vermeiden?

KAPITEL

30 Zusammenfassung

Im letzten Kapitel wollen wir die zurückliegenden 29 Lektionen noch einmal zusammenfassen. Ich hoffe, Sie konnten einiges über Zwangsstörungen lernen. Sollten Sie diesen Ratgeber dazu verwendet haben, Ihre eigenen Zwangssymptome abzubauen, dann hoffe ich, dass Sie bereits erste Erfolge verzeichnen konnten. Bleiben Sie in jedem Fall bei der Sache und üben Sie täglich weiter! Prüfen Sie nun mithilfe dieses Kapitels noch einmal, ob Ihnen die Theorie, die dieser Ratgeber zu vermitteln versucht, bewusst ist.

Zwang in der Umgangssprache und als Erkrankung

Zunächst haben wir **Zwang** im Sinne der Umgangssprache definiert und ihn von dem Begriff der Zwangsstörung als psychiatrische Erkrankung abgegrenzt. Dabei handelt es sich um eine Erkrankung, bei der Betroffene einem starken inneren Drang ausgeliefert sind, bestimmte Handlungen auszuführen und/oder bestimmte Gedanken zu denken. Kennzeichnend dabei ist die Tatsache, dass der Betroffene unter seinen Symptomen sehr leidet und sich zudem der Sinnlosigkeit seines Denkens und Handelns bewusst ist.

Unterscheidung

Diese Definition lieferte uns im Weiteren wichtige **Kriterien zur Unterscheidung** zwischen einer Zwangsstörung, einer zwanghaften Persönlichkeitsstruktur und einer zwanghaften Persönlichkeitsstörung. Wir konnten feststellen, dass die **zwanghafte Persönlichkeitsstruktur** eine ganz normale menschliche Eigenschaft beschreibt und keine Erkrankung darstellt. Das sieht bei der **zwanghaften Persönlichkeitsstörung** anders aus: Hier kommt es zum Beispiel zu häufigen Konflikten mit Mitmenschen, da sich diese nicht den überzogenen Gewohnheiten des Betroffenen unterordnen wollen. Betroffene zeigen meist keine Einsicht, da sie, anders als bei der **Zwangsstörung**, nicht unmittelbar unter ihren Zwangssymptomen leiden. Im folgenden **Diagnostikkapitel** (➤ Kapitel 4) sprachen wir über den Begriff der Ausschlussdiagnose im Abklärungsprozess einer psychischen Erkrankung und die wichtige Abgrenzung zu anderen psychiatrischen Erkrankungsbildern. Wir sprachen auch über Erkrankungen aus dem Spektrum der Depressionen und Angsterkrankungen, die eine Zwangsstörung häufig begleiten. Im Anschluss lernten wir die unterschiedlichen **Erscheinungsformen von Zwangsstörungen** kennen: Neben der Einteilung in Zwangsgedanken und Zwangshandlungen lassen sich die einzelnen Symptome genauer beschreiben und etwa Waschzwänge von Kontroll- oder Ordnungszwängen abgrenzen.

Entstehung einer Zwangsstörung

➤ Kapitel 5 widmete sich der **Entstehung einer Zwangsstörung**. Neben einer vererbten genetischen Verletzlichkeit für Zwangsstörungen spielen vor allem die Erziehung und Sozialisation eine wichtige Rolle. Das wurde uns spätestens bei der Arbeit mit unseren Glaubenssätzen bewusst. Ganz ent-

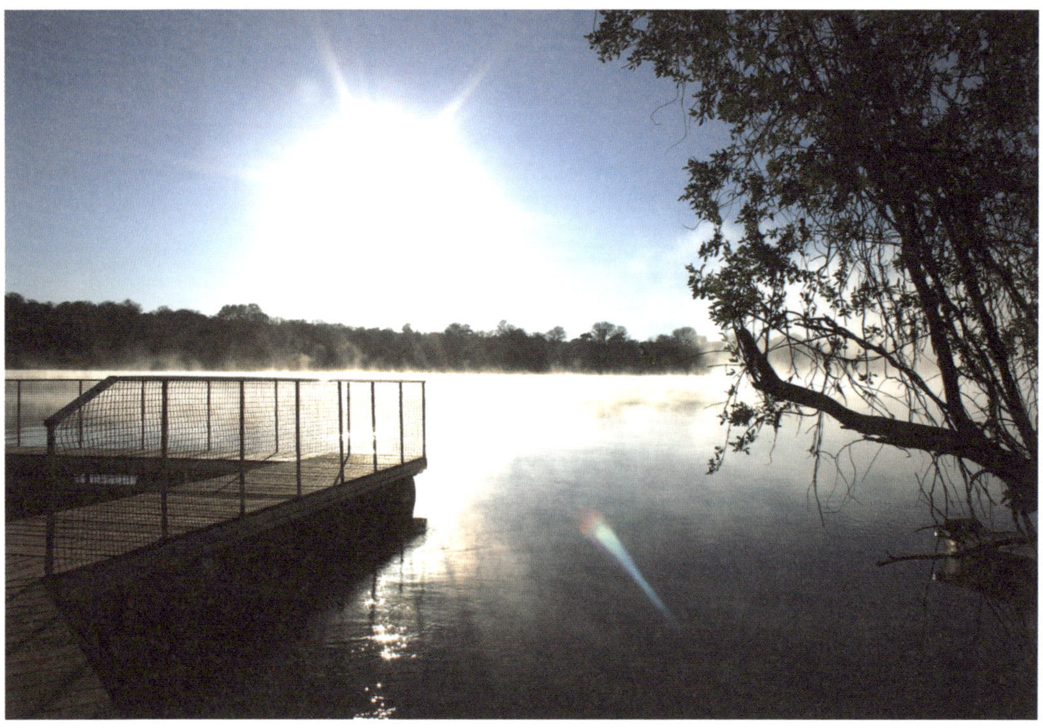

Abb. 30 Auf dem Weg in ein zwangfreies Leben

scheidend zur Entstehung einer Zwangsstörung trägt Stress bei. Das sogenannte Verletzlichkeits-Stress-Modell lieferte dazu ein anschauliches Beispiel.

Teufelskreis Zwang

Der **Teufelskreis** begegnete uns in ➤ Kapitel 6 und zeigte eindrücklich wie Gedanken, Gefühle und Handlungen ineinandergreifen und den Zwang weiter aufrechterhalten. Diese zentralen Funktionselemente unseres Gehirns beschäftigten uns auch im anschließenden ➤ Kapitel 7. Am Gefühl Eifersucht lernten wir exemplarisch, unsere Gefühle und Gedanken zu ordnen, um diese Technik dann auf Zwangssymptome anwenden zu können.

Behandlungsmöglichkeiten

Um den Teufelskreis aufzubrechen, widmeten wir uns im folgenden ➤ Kapitel 8 den **Behandlungsmöglichkeiten**. Die Psychotherapie hat dabei den höchsten Stellenwert. Wir schauten uns gemeinsam die **verschiedenen Therapierichtungen** an und sprachen anschließend über zusätzliche Therapieverfahren wie Kunsttherapie, soziales Kompetenztraining oder Hypnose (➤ Kapitel 9). Zudem sprachen wir über eine eventuell notwendige **medikamentöse Therapie**, deren **Nebenwirkungen** und **Einsatzmöglichkeiten** (➤ Kapitel 10). Dabei wurde deutlich, dass bei Zwangsstörungen **Antidepressiva** das Mittel der Wahl darstellen (➤ Kapitel 11). Es wurde auch deutlich, dass eine solche medikamentöse Behandlung die Psychotherapie keinesfalls ersetzen kann. Therapeut und Arzt bilden die Basis der so wichtigen **ambulanten Patientenversorgung** (➤ Kapitel 12). Sollte eine **klinische Behandlung** notwendig werden, so konnte ➤ Kapitel 13 hoffentlich Ängste reduzieren – oder bestenfalls nehmen. Wir betrachteten den Ablauf auf einer Therapiestation und in einer Tagesklinik.

30

Therapeutische Techniken

Im Anschluss begann der anstrengende therapeutische Teil des Buches: Wir beschäftigten uns zunächst mit **aufdrängenden Gedanken** (➤ Kapitel 14) und stellten die fünf wichtigen Regeln zum Umgang mit ihnen auf. Zudem beschäftigten uns zwei Federball spielende rote Dinosaurier, obwohl sie es eigentlich nicht sollten. Solche Gedanken führen bei Zwangspatienten zum Aufbau eines **Netzes der Angst**, mit dem wir uns im Anschluss beschäftigten (➤ Kapitel 15).

Das Zwangtagebuch

Ein unverzichtbares Hilfsmittel zur Bekämpfung von Zwangssymptomen lernten wir in ➤ Kapitel 16 kennen: das **Zwangtagebuch**. Es machte uns erst deutlich wie viel Prozent unserer Lebenszeit der Zwang in Beschlag nimmt. Mit derart viel therapeutischem Werkzeug gerüstet, begaben wir uns in eine **Verhaltensanalyse** und sprachen über die Folgen von Vermeidungsverhalten und Zwangshandlungen (➤ Kapitel 17).

Wahrscheinlichkeitsrechnung gegen das Netz der Angst

In ➤ Kapitel 18 wurde es mathematisch: Wir rückten dem Netz der Angst mit **Wahrscheinlichkeitsrechnung** zu Leibe und stellten fest, wie unwahrscheinlich die Situationen eigentlich sind, die uns in eine solche Anspannung bringen. Im Verlauf erlernten wir **weitere Techniken** (➤ Kapitel 19): Die Darstellung unserer eigenen Verantwortlichkeit und die Planung eines richtig katastrophalen Tages. Eine gute Fee führte uns vor Augen, dass wir selbst aktiv werden müssen und gab uns den Anlass, eine **Rangliste unserer Zwangssymptome** zu erstellen (➤ Kapitel 20). Nun war es an der Zeit, den Zwang über die sprichwörtliche Klippe springen zu lassen.

Exposition in Gedanken

Wir bereiteten die **Exposition** im Rahmen eines Gedankenexperiments vor, stellten Regeln auf und zeichneten erste Anspannungskurven (➤ Kapitel 21). Wir lernten, **die wichtigste Erkenntnis in der Therapie mit Zwangsstörungen**: Die Anspannung lässt ganz von selbst nach, wenn wir es schaffen, uns an sie zu gewöhnen. Je öfter wir solche Situationen üben, desto größer wird der **Gewöhnungseffekt**. Im Anschluss folgte die erste richtige Exposition mit der den Zwang auslösenden Situation (➤ Kapitel 22). Um den Gewöhnungseffekt aufrechtzuerhalten planten wir weitere Expositionen (➤ Kapitel 23).

Stressreduktion und Entspannung

Nach dermaßen viel Anstrengung war es an der Zeit, einen Gang runterzuschalten und zu lernen, wie sich **Stress effektiv reduzieren** lässt (➤ Kapitel 24). Mit der progressiven Muskelrelaxation lernten wir in ➤ Kapitel 25 ein wirksames **Entspannungsverfahren** kennen (➤ Abb. 30). Im Anschluss ignorierten wir sehr achtsam den uns auf einem anderen Stuhl gegenübersitzenden Zwang. Auch der **Umgang mit Rückschritten** will besprochen sein, schließlich geht es manchmal zwei Schritte vor und einen zurück. Wir stellten Regeln diesbezüglich auf und erarbeiteten einen Notfallplan (➤ Kapitel 26). Gleich zwei Kapitel waren für das **soziale Kompetenztraining** reserviert (➤ Kapitel 27 und ➤ Kapitel 28). Im ersten Teil erlernten wir selbstsichereres Auftreten, im zweiten Teil wurden die Regeln der zwischenmenschlichen Interaktion bearbeitet. Und schließlich besprachen wir zudem wichtige Verhaltensweisen für Angehörige und die Möglichkeiten der Selbsthilfe (➤ Kapitel 29).

Sie, liebe Leserin und lieber Leser, haben eifrig Selbsthilfe betrieben, indem Sie sich durch dieses Buch gearbeitet haben. Das war wahrscheinlich nicht immer einfach für Sie, aber ich hoffe, Sie konnten bereits eine Änderung Ihrer Zwangssymptome bemerken. Bleiben Sie dabei und schrecken Sie nicht davor zurück, professionelle Hilfe in Anspruch zu nehmen, wenn Sie das Gefühl haben, mehr Unterstützung zu benötigen. Ich denke, Sie konnten bis hierhin viel Wissenswertes mitnehmen – ob als Betroffener, als Angehöriger oder einfach aus Interesse.

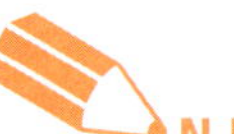

NUN SIND SIE GEFRAGT!

Betrachten Sie nochmals Ihre zu Beginn formulierten Fragen an dieses Buch. Welche Fragen sind beantwortet worden? Wo bleiben noch Fragen offen? Ich lade Sie herzlich ein, mir eine Rückmeldung zu geben. Gerne möchte ich Ihr Feedback dazu nutzen, an weiteren Projekten zu arbeiten. Die Arbeit an diesem Buch hat mir nämlich große Freude bereitet. Der Verlag kann Ihre Anfragen an mich weiterleiten.

Zum Schluss möchte ich mich bedanken. Allen voran bei meinen Patienten, die mir so viel Inspiration für das Schreiben dieses Ratgebers gegeben haben. Ohne ihre Fragen hätte ich nie begonnen, mir Gedanken darüber zu machen, wie man ein solches Buch gestalten könnte. Ich danke meinen Kollegen und all jenen, die mich bei der Entstehung dieses Buches unterstützt haben, insbesondere den Damen und Herren vom Verlag und Lektorat. Ich bin sehr dankbar, dass erneut eine Kooperation möglich war, um dieses Projekt gemeinsam umzusetzen. Nach den Büchern über Depressionen, Angsterkrankung und Bipolare Störung lag mir das Thema Zwangsstörungen sehr am Herzen. Das im Angstratgeber erprobte Konzept konnte ich sehr gut auf Zwangsstörungen übertragen. Ich hoffe, diese Konzept bringt Ihnen den erwünschten Nutzen. Besonderer Dank gilt der Illustratorin Frau Deim, deren Bilder den Text erneut so hervorragend ergänzen. Ich freue mich auf weitere gemeinsame Projekte.

Mein abschließender Dank gilt Ihnen: Ich möchte mich an dieser Stelle für Ihr Interesse als Leserin und Leser bedanken und Ihnen alles Gute wünschen. Bleiben Sie gesund!

Ihr
Dr. med. Daniel Illy

Hilfreiche Angebote im Internet

Empfehlen möchte ich Ihnen an dieser Stelle den Internetauftritt der **Deutschen Gesellschaft Zwangserkrankungen e.V.** unter www.zwaenge.de. Hier finden Sie neben vielen weiteren Informationen auch ein ausführliches Verzeichnis von Selbsthilfegruppen in Deutschland.

Bei der Suche nach einem Therapeuten ist die Homepage der Psychotherapeutenkammer ihres Bundeslandes die beste Wahl. Dort finden Sie Hinweise und häufig auch eine entsprechende Suchfunktion.

Weitere Informationen über den Autor dieses Ratgebers und seine Bücher erhalten Sie unter www.daniel-illy.de

Von Dr. D. Illy sind weiterhin erschienen:

Daniel Illy, **Ratgeber Depression**.
ISBN 978-3-437-22951-0

Daniel Illy, **Ratgeber Angsterkrankungen**.
ISBN 978-3-437-22961-9

Daniel Illy, **Ratgeber Bipolare Störungen**.
ISBN 978-3-437-22981-7

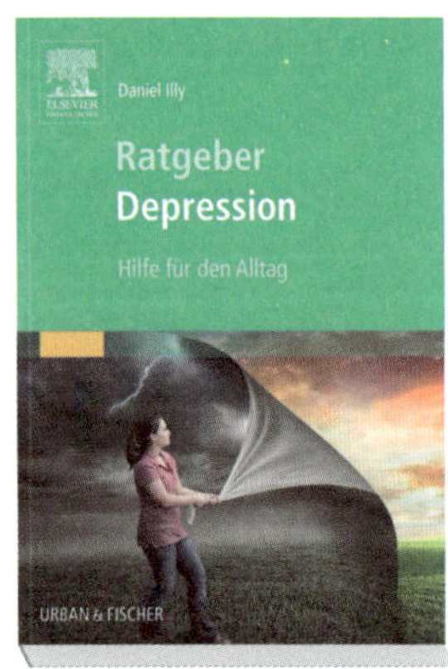

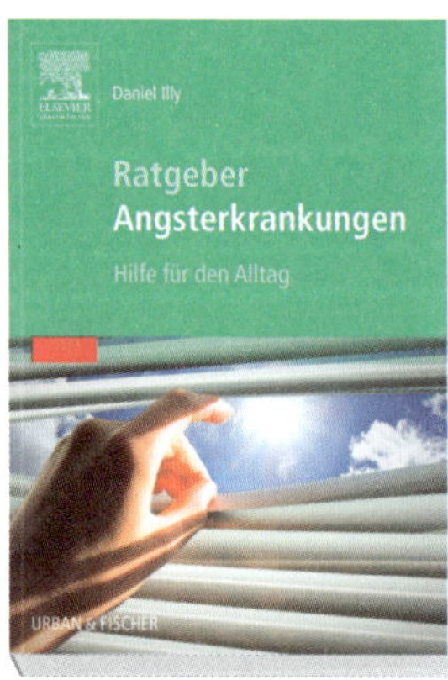

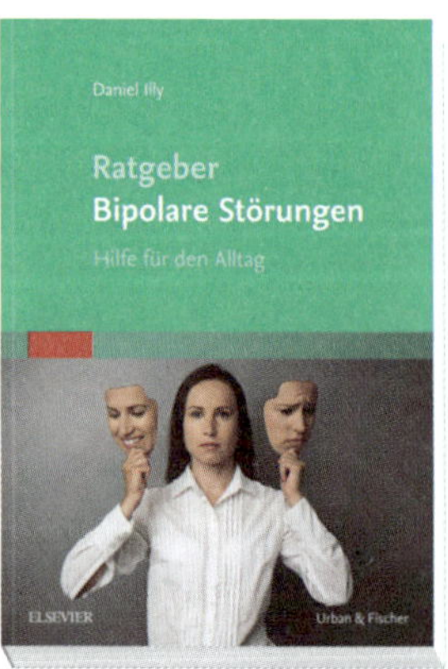